www.endlich-mal-was-positives.de

Matthias Gerschwitz ist Botschafter des Welt-Aids-Tages.
www.welt-aids-tag.de

Es gibt Schlimmeres als den Tod.
Jeder, der einmal einen Abend mit
einem Versicherungsvertreter
verbringen musste, weiß
wovon ich spreche.

(Woody Allen)

Dass Matthias Gerschwitz mit HIV infiziert ist, erfuhr ich durch Zufall. Als wir die Einladungsliste für unser 25-jähriges Abiturjubiläum zusammenstellten, meinte ein ehemaliger Mitschüler:»Also der Matthias, weißt Du nicht, der hat AIDS«. Und obwohl niemand es aussprach, stand eine Frage dennoch im Raum:»Lebt der überhaupt noch?«

Wir schickten ihm trotzdem eine Einladung.

Damals war mein Bild von HIV noch sehr vereinfacht. Wir hatten alle den Film *Philadelphia* gesehen und glaubten zu wissen, dass HIV gleich AIDS ist und AIDS gleich Tod. Umso erfreuter war ich, Matthias wohlbehalten und voller Lebensfreude auf unserer Feier zu begegnen. Seit diesem Zeitpunkt sind wir befreundet.

Die Idee zu diesem Buch trug Matthias schon länger mit sich herum. Um sie in die Tat umzusetzen, bedurfte es nur noch eines Anstoßes. An einem unserer Abende in einer Berliner Kneipe redete ich ihm zu, über seine Erfahrungen mit der Infektion zu schreiben, weil es vielen eine Hilfe sein würde und anderen die dringend nötige Aufklärung bringen könne. Mir schien die Zeit reif – und er auch tatsächlich dazu bereit zu sein. Wenige Tage später erhielt ich die ersten 30 Seiten. Das vollständige Ergebnis folgte ein paar Wochen später. Herausgekommen ist ein Buch, das ein Betroffener für andere Betroffene und ihr Umfeld geschrieben hat, gerade auch für diejenigen, die (noch) keine Vorstellung von der Krankheit haben. Denn hier erzählt einer wie »du und ich« von seiner HIV-Infektion, ohne das Leben und das Lachen verlernt zu haben.

Das gibt Hoffnung, aber keine Sicherheit – und darüber lässt dieses Buch auch keinen Zweifel. So kommt in Zeiten, in denen HIV und AIDS im öffentlichen Bewusstsein den Rückzug angetreten haben – die Zahl der Neuinfektionen jedoch nicht – der Prävention weiterhin große Bedeutung zu. Auch hierzu leistet das Buch in unaufdringlich charmantem Ton einen unmissverständlichen Beitrag ohne moralischen Zeigefinger. Denn der hilft weder dem Jugendlichen, der sich bei seinem ersten hetero- oder homosexuellen Geschlechtsverkehr infiziert, noch dem vermeintlich untadeligen Bürger, der nach einer außerehelichen Nacht plötzlich feststellen muss, dass er nunmehr jenem zuvor gerne als Randgruppe bezeichneten Teil der Gesellschaft angehört, deren meiste Mitglieder »völlig zu Recht« an der »Schwulenseuche« leiden. So stellt sich dieses Buch auf beeindruckende Weise einer Realität, die einem nicht gefallen mag; aber auch die in meinen Augen gefährlich naiven Verhaltenshinweise u.a. der katholischen Amtskirche zu HIV und AIDS werden diese Realität nicht verändern. Denn hier geht es um handfestere Dinge: Aufklärung, Information, Hilfe und Unterstützung. Und in diesem Sinne ist dieses Buch tatsächlich etwas Positives.   *(Andreas Schultz)*

Los geht's

Mein Lieblingswort heißt »irreversibel«. Es kommt aus dem Lateinischen, ist also ein Wort mit Migrationshintergrund. Trotzdem war der Duden so freundlich, ihm Asyl zu gewähren, obwohl wir in unserer Sprache das schöne Wort »unumkehrbar« besitzen. Aber vieles, was jahrzehnte- oder gar jahrhundertelang als unumkehrbar galt, hat heute oft nur noch eine begrenzte Halbwertszeit: So können Schulnoten abgeändert, Fahrverbote aufgehoben, Gerichtsurteile verworfen und Ehen geschieden werden. Eine Aussage wird »mit Bedauern« zurückgenommen, und bei Fehlern heißt es gar zu oft »Ich entschuldige mich« – obwohl man sowohl moralisch als auch grammatikalisch eigentlich nur »um Entschuldigung bitten« und hoffen kann, dass dem auch entsprochen werde. Vielleicht wurde deshalb das Wort »irreversibel« notwendig, um einen Ersatz für den offenbar nicht mehr eindeutigen Begriff »unumkehrbar« zu haben.

Man muss die Sprache nicht besonders mögen, um »irreversibel« schön zu finden. Es beginnt mit *irre* und klingt so leicht und unspektakulär, dass man versucht ist, die im medizinischen Zusammenhang bedrohliche Bedeutung gar nicht wahrzunehmen. Eine »irreversible Diagnose« bedeutet hier das sehr wahrscheinlich vorzeitige Ableben des Patienten und ist mit einem Befund verbunden, der, obwohl er eine negative, also schlechte Nachricht enthält, als

9

»positiv« bezeichnet wird. Ein Befund wird sogar offiziell mit diesem Adjektiv bezeichnet und heißt: »HIV-positiv«. So verwirrend kann Sprache sein.

Mit dieser Infektion lebe ich nun seit mehr als fünfzehn Jahren. Was damals noch einem Todesurteil gleichkam, ist heute zu einer zwar immer noch unheilbaren, aber wenigstens behandelbaren Erkrankung geworden. Trotzdem fällt es nach wie vor sehr schwer, diese Diagnose zu begreifen und damit umzugehen. Bei Betroffenen, ebenso wie ihrem Umfeld, herrscht auch heute noch eine große Unsicherheit: Man hat wohl viel gehört – aber weiß doch viel zu wenig.

Wie man mit HIV lebt, erfährt man am besten aus erster Hand. Dass man mit der Infektion auch *gut* leben kann, belegt dieses Buch. Es wurde für Menschen geschrieben, die sich für den Alltag mit HIV interessieren, auch wenn sie nach der Lektüre wahrscheinlich einige Vorurteile aufgeben müssen. Allerdings enthält dieses Buch kein Patentrezept, sondern meine Geschichte, meine Gedanken und Anmerkungen über die Infektion und den Umgang damit. Teils als Tagebuch, teils als Statement. Sehr persönlich und manchmal provokativ. Schließlich ist eine Portion Erreger im Blut noch lange kein Grund, zu sterben. Es gibt so viele Möglichkeiten, ums Leben zu kommen – da muss es nicht unbedingt das HI-Virus sein.

Und diese Erkenntnis ist in der ganzen Diskussion über HIV und AIDS doch endlich mal was Positives.

In der Geschichte gekramt

Ich erinnere mich noch genau an den Januar 1994, als ich das positive Resultat des HIV-Testes erhielt.

Eine Woche zuvor hatte ich wegen allgemeinen Unwohlseins einen Arzt aufgesucht, dessen Adresse ich dem Branchen-Telefonbuch entnommen hatte. Es handelte sich um einen *prakt. Arzt,* von dem die meisten Menschen glauben, dass es ausgeschrieben *praktisch* hieße, obwohl es tatsächlich die Abkürzung für *praktizierend* ist. Aber praktisch ist es schon, wenn die Praxis gerade mal um die Ecke liegt.

Nachdem auch eine gründliche Untersuchung keine Auffälligkeiten gezeigt hatte, empfahl der Arzt eine Kontrolle meiner Blutwerte und schickte sich an, eine Vene anzuzapfen. Dabei überkam es mich spontan.

»Nehmen Sie einen Schluck mehr und machen Sie auch einen HIV-Test«, bat ich den Weißkittel, der ebenso überrascht wie kommentarlos meinem Ansinnen nachkam.

An dieser Stelle ein kleiner Rückblick. Bis zum Anfang der achtziger Jahre konnten Schwule unbesorgt ihrem Sexualleben frönen. Schwangerschaften waren nicht zu befürchten, und die bekannten Geschlechtskrankheiten waren entweder medikamentös in den Griff zu bekommen oder schienen ausgerottet. Glaubte man jedenfalls. Wie man sich doch täuschen kann: Tripper und Co. sind niemals ganz von der Bildfläche verschwunden; Tripper und Chlamydien (Bakterien, die die Schleimhäute angreifen) lassen sich zwar mit Antibiotika im Allgemeinen ohne Folgeschäden behandeln, aber der Syphilis-Erreger hinterlässt Spuren im Blut, selbst wenn die Krankheit ausgeheilt ist. Und einige Ausprägungen der Hepatitis führen zu dauerhaften Schädigungen.

Aber darüber machte sich vor dreißig Jahren kaum jemand Gedanken. Und noch weniger Menschen sprachen darüber. Geschlechtskrankheiten waren tabu, daran hatte auch die einige Jahre zurückliegende sexuelle Revolution nichts geändert. Doch dann kam das böse Erwachen.

Im Jahre 1981 wurde über eine seltene Form der Lungenentzündung berichtet, die bei fünf jungen, zuvor gesunden Männern in Kalifornien entdeckt worden war. Da es sich bei den Erkrankten um Homosexuelle handelte, machte bald das Wort von der »Schwulenseuche« – gepusht durch einschlägige Medien – die Runde.

Dann ging es Schlag auf Schlag: 1982 wurde die erste Infektion in Deutschland bekannt, 1983 gründete sich in Berlin die erste AIDS-Hilfe, 1985 fand erstmals die *Welt-AIDS-Konferenz* statt. 1986 etablierte sich der Begriff *HIV* für *Humanes Immuninsuffizienz-Virus*, zwei Jahre später wurde der 1. Dezember zum *Welt-AIDS-Tag* erklärt und seit 1990 dient das *Red Ribbon*, die rote Schleife, einerseits als Symbol für den Kampf gegen die Krankheit und andererseits als Zeichen der Sympathie gegenüber den Betroffenen. Dabei ist HIV wesentlich älter: Die erste gesichert festgestellte Infektion mit HI-Viren wurde nachträglich in bereits 1959 entnommenen Blutproben eines Mannes aus Kinshasa nachgewiesen, und im Juni 2008 veröffentlichten Forscher der *University of Arizona* Untersuchungsergebnisse, denen zufolge anzunehmen ist, dass die erste Infektion eines Menschen mit dem HI-Virus schon zu Beginn des 20. Jahrhunderts stattgefunden hat.

In den frühen achtziger Jahren aber wurden schnell so genannte »Risikogruppen« ausgemacht: Als besonders gefährdet galten homosexuelle Männer, Drogenabhängige und Bluter. Das passte einigen konservativen Teilen der Gesellschaft exzellent ins Bild, denn so konnten Schwule und Fixer ein weiteres Mal diskriminiert werden. Das schwule Sexualleben änderte sich angesichts der Gefahr, die niemand konkret benennen konnte, die jedoch eine Spur der Krankheit und des Todes durch die *Community* zog: Viele verlegten sich zur eigenen Sicherheit auf *Safer Sex,* einige verzichteten sogar komplett auf sexuelle Kontakte. Der oft publizierte Slogan »AIDS kriegt man nicht, AIDS holt man sich« sollte an die Eigenverantwortung der Bürger appellieren und ihnen ins Gedächtnis rufen, dass – unabhängig von der sexuellen Orientierung – die Verwendung eines Kondoms vor der Übertragung der Viren schützen könne. Die gute Idee hinter diesem Motto wurde aber durch eine kleine Veränderung der Betonung schnell in ihr

Gegenteil verkehrt: »AIDS holt man sich« wurde auf das Sexualleben der Schwulen bezogen, die – so wurde argumentiert – an ihrer Infektion letztlich selbst schuld seien.

In der Folgezeit übertrafen sich Politiker, allen voran aus Bayern, in der Propagierung von Ideen zum Schutz der Gesunden vor den Infizierten. *Der Spiegel* berichtete 1987 über die Forderung aus dem südlichen Bundesland nach »Meldepflicht« und »zwangsweiser Reihenuntersuchung aller Bürger«, die die vorwurfsvolle Frage nach sich zog, ob man die dann namentlich bekannten Infizierten einsperren oder zumindest kasernieren wolle. Es folgten polemische Begriffe wie »AIDS-KZ« und »Endlösung«. Und noch weitere Begriffe aus dem Vokabular des Nationalsozialismus wurden wieder hervorgeholt: Aus dem Münchner Stadtrat und späteren Staatssekretär im Bayerischen Innenministerium Peter Gauweiler, den der *Spiegel* als »Eiferer vom Alpen-Nordrand [...] bei seinem AIDS-Kreuzzug« bezeichnet hatte, machte die Presse einen »Gauleiter«. In der Tat fehlte nicht viel, und aus München wäre wieder die »Hauptstadt der Bewegung« oder von der anderen Seite aus betrachtet, die »Hauptstadt des Stillstands« geworden, denn der rührige Stadtrat legte mit einem Schlag fast das gesamte schwule Leben lahm. Zum Glück wurde der von ihm verfochtene Maßnahmenkatalog abgelehnt, und auch die homosexuelle Subkultur feierte ihre Wiederauferstehung; so konnte die bayerische Landeshauptstadt auch für

Schwule wieder lebenswert werden. Aber etwas ist immer noch aus dieser Zeit übrig geblieben: die Vermischung der Begriffe HIV und AIDS. Es ist schon ein Unterschied, ob man »nur« infiziert oder ob die Krankheit durch den Zusammenbruch des Immunsystems bereits ausgebrochen ist. Solange die HI-Viren mit Hilfe einer Therapie an der unkontrollierten Ausbreitung gehindert werden, ist man HIV-positiv, aber noch lange nicht AIDS-krank.

Zurück ins Jahr 1994. Mein spontaner Entschluss zu einem HIV-Test verwunderte mich selbst am meisten. Bislang hatte ich den Test gescheut, aber nicht etwa nur aus Angst vor einem positiven Ergebnis. In mindestens ebensolchem Maße fürchtete ich mich – so merkwürdig es klingen mag – vor dem Befund »HIV-negativ«; dieses Resultat hätte mich in der trügerischen Sicherheit gewogen, bislang Glück gehabt zu haben, ohne dass ich mir besondere Gedanken um meine Gesundheit gemacht hätte. Auch wenn AIDS damals schon seit mehr als zehn Jahren eine Bedrohung darstellte, und der Tod von Rock Hudson (1985), Freddie Mercury (1991) und vielen anderen deutlich zeigte, wohin eine Infektion führen würde, hatte ich mich bis dahin nur halbherzig geschützt. Ich war in meinem Leben immer irgendwie auf die Füße gefallen und vertraute auch weiterhin auf mein Glück – getreu dem Motto des Rheinischen Grundgesetzes: »Et hät noh immer jot jejange.« Nur – wie lange wäre es wirklich gut gegangen? Daran wagte ich nicht zu denken. Erst, als das Testergebnis vorlag, wurde mir klar, wie riskant und unverantwortlich meine Einstellung gewesen war. Ich führe das so deutlich aus, weil ich das erst lernen musste, aber auch gelernt habe.

Eine Woche nach der Blutabnahme war es dann soweit. Der Arzt sah mich lange an, bevor er leise fragte:»Was hat Sie eigentlich bewogen, einen HIV-Test zu machen?«

»Ich gehöre zu einer Risikogruppe«, war meine kurze und knappe Antwort.

Der Arzt nahm die Brille ab, rieb sich die Augen und sah mich erneut an. Bei diesem Blick war mir das Ergebnis, das er zu überbringen hatte, bereits klar.

»Da lernt man gerade einen Menschen kennen und weiß noch nicht viel von ihm, da muss man ihm schon eine solche Diagnose mitteilen«, hörte ich ihn mit leicht gebrochener Stimme sagen. Ich merkte meinem Gegenüber an, wie schwer es ihm fiel, den Befund beim Namen zu nennen.

Wenn man ein negatives Testergebnis befürchtet, sollte ein positives Resultat eigentlich nicht ganz unerwartet kommen. Trotzdem traf mich die Mitteilung wie ein Donnerschlag. Als der erste Schreck nachließ, begann ich, mich mit der Situation auseinanderzusetzen.

»Worauf muss ich jetzt besonders achten?«

Ich fand die Frage normal und den Umständen angemessen. Die Antwort, die ich erhielt, erstaunte mich sehr. Vor allem der Tonfall. Der Arzt schien den Tränen nahe.

»Ach, genießen Sie die Zeit, die Ihnen noch bleibt, und machen Sie das Beste draus.«

Zunächst glaubte ich, nicht richtig gehört zu haben; dieser Satz machte mich fassungslos. Ich hatte nicht vor, mich so einfach meinem Schicksal zu ergeben und gehofft, zumindest ein paar Informationen zu erhalten. Nach dieser Antwort wagte ich nicht, noch einmal nachzufragen. Trotzdem blieb ich gefasst und versuchte, dem Arzt mit ein paar freundlichen Worten über seine traurige Stimmung hinwegzuhelfen. Ja, in der Tat: *Ich* tröstete den Arzt.

Als ich die Praxis verließ, war mir klar, dass ich nie wieder einen Fuß hineinsetzen würde. Äußerlich war ich nach wie vor ruhig; allerdings stand ich unter Schock und hatte die Tragweite der Neuigkeit noch gar nicht richtig begriffen. Das kam erst später.

Wie kann das passieren?

Die häufigste Übertragung von HI-Viren findet durch Geschlechtsverkehr statt. Sobald Körperflüssigkeiten wie Blut, Sperma oder Vaginalsekret mit Schleimhäuten (dazu gehört übrigens auch die Bindehaut der Augen) oder frischen Wunden in Kontakt kommen, besteht die Gefahr der Infektion; natürlich nur, wenn der Sexualpartner das Virus auch in sich trägt. Aber selbst dann ist eine Ansteckung nicht unbedingt zwingend: Das tatsächliche Risiko hängt auch von der Viruskonzentration bzw. der Viruslast ab. Allerdings sind diese Einschränkungen so vage, dass man sich darauf lieber nicht verlassen sollte.

Ungeschützter Vaginal- und Analverkehr sind die klassischen Infektionswege. Was die Wenigsten bedenken: Bei Verzicht auf ein Kondom können neben der HIV-Infektion auch andere Geschlechtskrankheiten wie Syphilis, Tripper, Chlamydien oder Hepatitis übertragen werden.

Oralverkehr (Fellatio) birgt ungeschützt ein Infektionsrisiko. Es gibt aber zwei Möglichkeiten, sich zu schützen: Wird er mit Kondom praktiziert, ist er *safe*. Ohne Kondom wird er dann *safer* genannt, wenn der Tipp »Raus, bevor's kommt« befolgt wird. Im umgekehrten Fall (Cunnilingus) besteht in Bezug auf HIV nur ein geringes Risiko, es sei denn, die Frau hat gerade »ihre Tage«. Die Viruskonzentration in Tränen, Schweiß oder Speichel ist im Allgemeinen so gering, dass eine Infektion nach heutigem Wissen so gut wie ausgeschlossen werden kann. Die oft gestellte Frage, ob HIV auch durch Küssen übertragen wird, kann mit »Nein« beantwortet werden. Eine mögliche Ausnahme besteht bei offenen oder sogar blutenden Wunden in der Mundhöhle. Ebenfalls unwahrscheinlich ist die Ansteckung durch Insektenstiche oder Tröpfcheninfektionen.

Eine weitere Infektionsquelle ist die Verwendung unsteriler Spritzen beim intravenösen Drogenkonsum. Daher sollten niemals gebrauchte Spritzen verwendet werden.

Die Gefahr einer Infektion durch Bluttransfusionen ist mittlerweile nur noch gering. Nach dem Skandal um verseuchte Blutkonserven in den achtziger Jahren wurde 1985 eine Routine-Untersuchung eingeführt; seit 2002 wird jede Blutkonserve in Deutschland zwingend durch einen PCR-Test überprüft. Angehörige einer Risikogruppe sollten trotzdem kein Blut spenden. Übrigens: Das PCR-Verfahren wird auch bei der Feststellung des *genetischen Fingerabdrucks* und beim *Vaterschaftstest* angewendet.

Die sogenannte Mutter-Kind-Transmission, also die Ansteckung eines Kindes durch die HIV-positive Mutter, kann in der Schwangerschaft, bei der Geburt und sogar durch Muttermilch erfolgen. Ist die Infektion im Vorfeld bekannt, kann das Risiko für das Kind durch Medikamentengabe an die Mutter, eine Geburt durch Kaiserschnitt und frühes Abstillen deutlich gesenkt werden.

Wie sag ich's meinem Kinde?

Der zum geflügelten Wort gewordene Titel einer Aufklärungsschrift von Friedrich Siebert aus dem Jahr 1904 trifft zwar nicht den Kern der Sache, weil Kinder üblicherweise nicht zuerst über eine HIV-Infektion informiert werden. Dafür erklärt eine Textzeile des gleichnamigen Gedichts von Mascha Kaléko (1907–1975), das vom Sterben handelt, das Dilemma sehr deutlich: »Was konnte ich schon sagen, wo man doch selbst nichts weiß?« Denn die Fragen lauten: *Wem* sage ich es, *was* sage ich, *wann* sage ich es und *wieviel* sage ich? Eigentlich müsste der Titel dieses Kapitels »Mach's nochmal, Sam« heißen, denn über eine HIV-Infektion zu sprechen, ist faktisch ein zweites Coming-Out. Leider keines, das man mit einem »schwul ist cool« oder ähnlich aufmunternden Sprüchen kommentieren könnte. Denn als ich über meine HIV-Infektion zu sprechen begann, überwogen Betroffenheit und Bestürzung, so dass *ich* mich gelegentlich genötigt sah, Trost zu spenden.

Zurück zum Januar 1994. Nachdem ich die Praxis verlassen hatte, blieb ich auf der Straße stehen und holte erst einmal tief Luft. Die Irritation über die hilflose Äußerung des Arztes war verblasst; ich hatte ja mitbekommen, wie sehr ihn die Diagnose, die er mir eröffnen musste, getroffen hatte. Ich setzte mich ins Auto und fuhr wie selbstverständlich ins Büro. Als freier Mitarbeiter einer Fernsehproduktion betreute ich eigenverantwortlich den Zuschauerbereich einer wöchentlichen Talkshow. Persönliche Befindlichkeiten waren da sekundär.

In einer solchen Gemeinschaft bilden sich freundschaftliche Beziehungen zu Kollegen, die über das berufliche Maß hinausgehen. Einer dieser Kolleginnen, der Assistentin des Geschäftsführers, lief ich nach meiner Ankunft über den Weg. Sie begrüßte mich im üblichen Tonfall.

»Na du – wie siehst du denn aus?«

Ich zuckte mit den Schultern und sah sie an.

»Na, dann komm mal mit.« Wir gingen in ihr Büro; sie stellte mir einen Stuhl vor den Schreibtisch und einen Pott Kaffee vor die Nase.

»Erzähl' mal.«

»Ich war gerade beim Arzt«, wollte ich eigentlich sagen, aber im selben Moment liefen mir schon Tränen über das Gesicht. War ich bislang noch beherrscht gewesen, so fiel die Fassade mit dem ersten Wort in sich zusammen. Hemmungslos heulte ich in meine vor dem Kopf verschränkten Arme und stammelte unverständliche Satzfetzen, die in Schluchzen und Schniefen untergingen.

Mittlerweile war ein anderer Kollege, dem ich ebenfalls freundschaftlich verbunden war, hinzugekommen; es hatte ihn irritiert, was er durch das große Glasfenster gesehen hatte. Nach einigen Minuten versiegte mein erster Tränenstrom, ich richtete mich auf und schnaufte durch. Die beiden Kollegen sahen erst sich und dann mich ratlos an. Aus meinem Gestammel waren sie nicht schlau geworden.

»Ich komme gerade vom Arzt. Ich habe einen HIV-Test machen lassen, und das Ergebnis ist positiv«, brach es aus mir heraus.

»Scheiße.« Das war das einzige Wort, das in den nächsten Minuten im Raum hängen blieb.

Die Ratlosigkeit der Kollegen war nicht zu übersehen. Bereits in ihrer ersten Frage lag Unsicherheit.

»Wie sollen wir denn jetzt mit dir umgehen?«

»Nicht anders als vorher«, bat ich. Schließlich hatte ja nicht *ich* mich verändert; nur in meinem Blut tummelte sich etwas, das da eigentlich nicht hineingehörte, aber von nun an lebenslanges Wohnrecht besitzen sollte. An diesen Gedanken musste ich mich selbst erst einmal gewöhnen; wie schwierig musste das erst für die Kollegen sein.

Als nächstes informierte ich den Geschäftsführer, da ich verhindern wollte, dass er von anderer Seite von meiner Infektion erfuhr. Statt der erwarteten Ratlosigkeit oder allgemeiner Mitgefühlsbekundungen fragte er mich aus heiterem Himmel: »Willst du fest angestellt werden?«

Ich war platt. Mit einer solchen Reaktion hatte ich nicht einmal im Traum gerechnet. Das Angebot war in Anbetracht meiner Situation unglaublich großzügig, trotzdem lehnte ich ab. Bei einer Festanstellung hätte ich nur noch bedingt für so viele unterschiedliche Projekte arbeiten können, wie es mir durch die Selbständigkeit möglich war. Diese Freiheit wollte ich behalten. Der Geschäftsführer akzeptierte meine Entscheidung.

»Gut. Aber du kannst jederzeit zu mir kommen.«

Seine Assistentin war fassungslos, dass ich so ein Angebot ausschlug. Ich versuchte, ihr meine Beweggründe zu erklären, aber sie verstand nicht oder wollte nicht verstehen. Ich hatte aus dem Bauch heraus entschieden; ob ich mir oder anderen damit etwas beweisen wollte, weiß ich bis heute nicht. Aber bereut habe ich meine Entscheidung nie.

Nun wird nicht jeder so gut wie ich im Kollegenkreis aufgefangen werden. Das Glück, das ich hatte, kann man nicht ohne weiteres auf andere berufliche Situationen übertragen. Überall, wo Wettbewerb herrscht, werden Schwächen eines Konkurrenten ausgenutzt. Ist es in manchen Firmen schon schwierig, sich als *schwul* zu outen, ist die Diagnose *HIV* erst recht ein Ding der Unmöglichkeit. Allzuleicht wird dadurch Gerüchten und Mobbingattacken Tür und Tor geöffnet. Allerdings besteht dem Arbeitgeber gegenüber keine generelle Informationspflicht, ausgenommen, die Infektion wirkt sich auf die Arbeitsfähigkeit aus. Für einige Berufe in der Luftfahrt, im Gesundheitswesen oder bei allen Tätigkeiten, die Tropentauglichkeit voraussetzen, gelten allerdings besondere Bestimmungen.

Dass ich mich zunächst im Kollegenkreis als HIV-positiv outete, war eher zufällig. Üblicherweise wird man erst seine

Familie oder seine Freunde ins Vertrauen ziehen. Da ich einen sehr engen Kontakt zu meiner nächstälteren Schwester habe, war sie das erste Familienmitglied, das ich anrief. Mein Schockzustand war mittlerweile einer eher rationalen, nach vorne gerichteten Denkweise gewichen. Am anderen Ende der Leitung herrschte zunächst Stille und die übliche Ratlosigkeit. Dann überwog der Pragmatismus.

»Wie geht es jetzt weiter?«

»Ehrlich gesagt – ich weiß es nicht. Ich muss mich erst mal an den Gedanken gewöhnen, dass es mich erwischt hat, und überlegen, wem ich das erzählen will.«

»Wer weiß denn schon davon?«

»Drei enge Kollegen, mein Auftraggeber und du.«

»Willst du es den Eltern sagen?«

Das war eine schwierige Frage. Meine Eltern waren zum Zeitpunkt des Testergebnisses jenseits der 70 Jahre. Sie hatten schon ein Kind verloren – mein ältester Bruder war 1977 im Alter von 30 Jahren an den Folgen eines Gehirntumors verstorben – und ich wollte sie nicht mit dem Gefühl älter werden lassen, dass es nun auch den jüngsten Sohn *vor der Zeit* erwischen könnte. Auch wenn ich meine Eltern schonen wollte: Ihnen nichts von meiner Infektion zu erzählen, erschien mir wie ein Vertrauensbruch. Meine Schwester beantwortete ihre Frage jedoch gleich selbst.

»Sag' es ihnen nicht. Sie sind schon ziemlich alt und werden sehr wahrscheinlich eher sterben, als mitzuerleben, dass die Krankheit bei dir ausbricht. Es gibt doch bestimmt Medikamente. Wenn du es den Eltern sagst, versetzt du sie für ihre letzten Lebensjahre unnötig in Angst und Schrecken.«

Das war nicht von der Hand zu weisen. Es erleichterte mir die Entscheidung, ihnen die Infektion zu verschweigen. Trotzdem fühlte ich mich niemals wohl damit. Als meine Mutter sechs Jahre später starb, wurde mir das noch einmal schmerzhaft deutlich. Bei meinem Vater war die Situation nicht ganz so extrem; er hoffte immer noch, ich könne mich »eines Besseren besinnen« und eine Familie gründen. Die Information über die Krankheit hätte ihm diese Hoffnung genommen. So waren meine Eltern die einzigen Personen in meinem engeren Umfeld, die niemals von meinem Gesundheitszustand erfuhren, denn auch meine anderen Geschwister zog ich ins Vertrauen; ihre Unterstützung hat mir viel Kraft gegeben.

Irgendwann musste ich mir aber doch die Frage »Wie sag ich's meinem Kinde« stellen, denn die »Kinder« – in diesem Falle die meiner Geschwister – meldeten sich der Reihe nach zum Besuch an. Meine zwölf- und dreizehnjährigen Neffen interessierten sich für Fußball und wollten die Hauptstadt unsicher machen. Also gingen wir ins Olympiastadion, ins Kino und abends ins Restaurant. Sie genossen es, mit mir noch spät abends durch die Stadt zu fahren oder sich an anderen Abenden Essen in die Wohnung liefern zu lassen. Als meine sechzehnjährige Nichte mit einer Freundin anreiste, waren beide fest entschlossen, in Berlin »um die Häuser« zu ziehen, um sich später im Freundeskreis daheim damit zu brüsten. Ich zeigte ihnen ein paar ausgefallene Clubs und Bars, und sie hatten ihren Spaß – und danach auch viel zu berichten.

Ihre Eltern hatten ihnen bis dahin nichts über meine Infektion erzählt; meiner Auffassung nach sollten sie aber schon davon wissen. So sprach ich mit ihnen über *Safer Sex* und HIV im Allgemeinen und meine Situation im Besonderen. Sie fanden es gut, dass ich offen mit ihnen redete und fühlten sich ernst genommen. War unser Verhältnis schon immer sehr gut, vertiefte es sich dadurch noch mehr. Selbst heute – mittlerweile sind sie erwachsen und studieren – bin ich mehr Freund als Onkel. Und wenn, dann der *coole Onkel*.

Mein engster Freund Thomas wohnte damals noch in Frankfurt, wo wir uns zehn Jahre vorher kennen gelernt hatten. Obwohl ich einige Jahre zuvor die Mainmetropole verlassen hatte, war der Kontakt nach wie vor intensiv; nach dem Testergebnis jedoch glühten die Telefondrähte besonders heiß. Als ich kurze Zeit später unvorhergesehen ein paar Tage frei nehmen konnte, die ich für einen Kurzurlaub nutzen wollte, setzte Thomas alle Hebel in Bewegung, um mitzukommen. So flogen wir Anfang März 1994 für eine Woche an die türkische Mittelmeerküste, erkundeten mit einem Mietwagen die Umgebung unseres Urlaubsortes und unternahmen lange Spaziergänge am menschenleeren Strand, wo wir viel und intensiv redeten. Keiner von uns beiden hatte eine Ahnung, was mir bevorstand – aber wir waren sicher, dass es irgendwie zu schaffen sein musste.

Nach etwa einem Jahr hatte ich mich im Wesentlichen mit der Infektion arrangiert und sie als eine unveränderliche Tatsache anerkannt. Das vereinfachte meinen Umgang mit dem Virus; was man einmal akzeptiert hat, muss nicht immer wieder in Frage gestellt werden – und man muss auch nicht mehr ständig darüber reden. Thomas jedoch verstand meine »Normalität« anders: Er warf mir vor, mir selbst etwas vorzumachen und meine Ängste zu verdrängen, anstatt sie auszusprechen. Ich reagierte irritiert.

»Wie kommst du denn auf die Idee?«

»Du sprichst nicht darüber. Du weichst immer aus.«

»Wenn ich darüber rede, mache ich die Infektion gedanklich wichtiger, als sie für mich sein soll. Sie ist ein Teil von mir, nicht mehr. Sie soll mein Leben nicht beherrschen.«

»Du nimmst das alles viel zu leicht.«

Nun platzte mir der Kragen.

»Bloß weil ich anders damit umgehe, als du es in meiner Situation machen würdest, mache ich nicht alles falsch!«

»Doch. Du erzählst mir nichts. Ich weiß nicht, was ich machen soll, wenn dir irgendetwas passiert.«

Das war es also. Thomas hatte sich richtig in Rage geredet. Ich musste seine Antwort erst einmal sacken lassen, denn mit dieser Begründung hatte ich nicht gerechnet.

»Ach Thomas, ich weiß es doch auch nicht. Es ist ja auch für mich das erste Mal, dass ich positiv bin.«

Stille. Wir schauten uns an. Plötzlich verzog Thomas die Mundwinkel zu einem Grinsen, ich konnte ein Lachen kaum unterdrücken. Dann prusteten wir los. Das Problem war aus der Welt geschafft.

Nach diesen guten Erfahrungen habe ich mich nicht gescheut, Freunden oder Geschäftspartnern von der Infektion zu erzählen. Auf diese Weise muss ich nicht *bei Adam und Eva* mit Erklärungen beginnen, wenn ich mich aus gesundheitlichen Gründen etwas zurücknehmen muss. Ich gehe mit der Infektion zwar nicht *hausieren*, aber ich verschweige sie auch nicht. Ich entscheide von Fall zu Fall. Da es in meinem Freundes- und Bekanntenkreis auch Menschen gibt, die schon mit dem Thema »Homosexualität« Berührungsängste haben, wissen sie folglich nicht, dass ich schwul – und noch weniger, dass ich positiv bin. Durch dieses Buch werden sie es jetzt erfahren, aber sie erhalten auf viele Fragen wenigstens gleich die Antworten.

Manche beruflichen Projekte sind nur von kurzer Dauer oder führen nur zu wenigen persönlichen Treffen. Dann sehe ich für einen Hinweis keine Veranlassung. So saß ich als freier Pressebetreuer anlässlich einer Messe in Frankreich mit Kollegen abends beim Essen und packte, quasi zum Nachtisch, meine Tabletten aus. Ich hätte das Essen natürlich viel lieber mit der hervorragenden Crème brûlée ausklingen lassen. Ging aber nicht. Wie erwartet folgten ebenso neugierige wie irritierte Blicke, die ich mit »Nachbehandlung einer Virusinfektion«, mit »Blutbildproblemen« oder »nicht geklärter Stoffwechselstörung« kommentierte. Das ist das Schöne an der HIV-Therapie: Man muss nicht kreativ in der Erfindung von Krankheiten werden. Es genügt, die Beipackzettel auf Nebenwirkungen zu studieren; daraus ergeben sich die Erklärungen von ganz alleine.

Nachdem Familie, Freunde und Kollegen über das positive Testergebnis informiert wurden, blieb die spannende Frage: Wie geht die »Community«, die schwule Szene, mit der Infektion und mit den Infizierten um? Homosexuelle Männer stellen in den westlichen Ländern den größten Anteil der HIV-Infizierten und liegen auch bei den Neuinfektionen deutlich vorne. Man könnte also denken, dass Positive hier besonders auf Toleranz stoßen. Könnte man denken, aber man sollte es nicht voraussetzen.

Meine Erfahrungen, die ich in den ersten Jahren mit der Infektion in der »Szene« sammelte, könnten unterschiedlicher nicht sein. Es waren im Wesentlichen drei Arten der Reaktion, mit denen ich konfrontiert wurde.

Da waren zunächst diejenigen, die, selbst positiv, sich zum ehrenamtlichen Berater berufen fühlten und sich sehr problembewusst, hilfsorientiert und verständnisvoll zeigten. Zum Teil waren sie sogar so davon beseelt, mir helfen zu wollen, dass ich ein schlechtes Gewissen bekam, weil ich gar nicht in der psychischen Krise steckte, in die sie mich hineinreden wollten, um mich im Anschluss daran wieder daraus befreien zu können. Erst später stellte ich fest, dass die meisten von ihnen versuchten, durch das Hilfsangebot ihre eigenen Probleme in den Griff zu bekommen. Vielleicht war diese Art von Zuwendung ja für andere eine Hilfe; für mich war sie es definitiv nicht.

Beim Ausgehen lernte ich Männer kennen, die Sex zwischen Positiven kompromisslos »bare«, also ohne Kondom, praktizierten. Das kam für mich nicht in Frage. Das Risiko, durch ungeschützten Sex mit einem weiteren Virenstamm infiziert zu werden, war mir zu groß. Ob dieses Risiko tatsächlich existiert, ist bislang zwar nicht bewiesen, aber das Gegenteil eben auch nicht. Und so lange hege ich Mitgefühl für die Lymphozyten, die Abwehrzellen des menschlichen

Körpers, und die HIV-Medikamente. Woher sollen sie denn wissen, *welche* Viren sie nun in Schach halten sollen? Übrigens: Die Einstellung *positiv+positiv=bare* wird mittlerweile fast stillschweigend vorausgesetzt. An meiner Ablehnung hat das aber nichts geändert.

Und dann waren da noch diejenigen, die schon bei dem Wort »HIV« sofort zumachten. Ob sie tatsächlich Angst vor einer Ansteckung hatten, ob sie das Thema möglichst weit von sich entfernt halten wollten oder ob sie den diskriminierenden Spruch »Finger weg von Positiven« verinnerlicht hatten, war egal. Mir war natürlich klar, dass auch die Besucher einschlägiger Kneipen frei entscheiden können, mit wem sie sich einlassen, aber es ist eben der Ton, der die Musik macht. Mit Angst oder Verdrängung konnte ich noch umgehen, aber mich einer diskriminierenden Reaktion aussetzen zu müssen, tat weh. Vor allem, weil es schien, als hätten sich die interessantesten Männer genau in dieser Gruppe versammelt. Eigentlich hätte ich es ja wissen müssen. In einer Szene, die viel Wert auf Äußerlichkeiten legt, ist eine HIV-Infektion nicht gerade ein Aushängeschild. Hier entscheiden oft Kleinigkeiten über »Top« oder »Flop«, ob man Erfolg hat oder nicht, allen voran das Alter. In Kontaktanzeigen wird das Beuteraster gerne durch die Altersspanne »18-35 Jahre« definiert; deshalb feierte ich meinen 36. Geburtstag auch unter dem satirischem Motto »Endlich raus aus dem kontaktanzeigenfähigen Alter«.

»Endlich wieder HIV-frei« wäre das Wunsch-Motto meiner nächsten Fête...

Wollte man sich also nicht aller Chancen berauben, blieb nichts anderes übrig als »Willste Sex, halt' den Mund«. Natürlich kam für mich ausschließlich *Safer Sex* in Frage Aber ich war derjenige, der aufpassen musste, dass der Sex wirklich *safer* praktiziert wurde und im Eifer des Gefechtes nicht etwa ein Risiko eingegangen wurde. Diese selbst auferlegte einseitige Verpflichtung zur Verantwortung erhöhte die Lust an der Zweisamkeit nicht gerade; deshalb gewöhnte ich mir ziemlich bald an, die Infektion von vorneherein zu erwähnen, selbst auf die Gefahr hin, dass das vereinbarte Date kurzfristig wieder abgesagt wurde.

Im Lauf der Jahre haben sich die Zeiten in diesem Punkt aber deutlich zum Besseren gewendet. Die Kampagnen der Bundeszentrale für gesundheitliche Aufklärung (»Gib AIDS keine Chance«) und die vielfältigen Aktivitäten der AIDS-Hilfen haben viel dazu beigetragen, die Infektion aus der »Schmuddelecke« zu ziehen. Insgesamt ist der Umgang mit dem Thema entspannter geworden und mein Hinweis auf die Infektion wird immer öfter mit einem »Kein Problem, kann ich mich drauf einstellen« kommentiert. Angenehmer Nebeneffekt: Meine Ehrlichkeit wird anerkannt.

Allerdings kann darin auch Gefahr liegen. Offensichtlich ist der eher freundlich-unverbindliche Umgang, den ein Großteil meiner Generation noch untereinander pflegte, einem rauen Ton gewichen, und unter jungen Schwulen hat vielfach die Ellenbogenmentalität Einzug gehalten. In einem Interview berichtete kürzlich ein 22-jähriger Mann, der seit fünf Jahren positiv ist, über seine Gedanken zum HIV-Outing. Wer den Mut habe, sich zu outen, müsse mit »krassen Folgen« bis zur völligen Ausgrenzung rechnen. Deshalb bleibe er im Interview lieber anonym. Und er setzte noch einen drauf: Manchmal bedürfe es noch nicht mal einer Infektion, um isoliert zu werden: Habe einer mehr Chancen als ein anderer, würde schon mal aus Neid das Gerücht gestreut, er sei positiv. So viel also zur schwulen »Community«. Hier scheint vom Gemeinschafts-Gedanken nicht mehr viel übrig zu sein.

Wenn die Ehrlichkeit, mit einer HIV-Infektion öffentlich umzugehen, tatsächlich ein »zweites Outing« ist, dann frage ich mich manchmal ernsthaft, was so manche »unter uns Pastorentöchtern« aus ihrem ersten Coming-Out gelernt haben. Viel kann es wohl nicht gewesen sein.

Das wird sich erst ändern, wenn sich mehr Betroffene, vor allem auch prominente Infizierte, offen zu HIV bekennen. Ein weiteres Tabu wäre gebrochen, und die Auseinandersetzung darüber könnte sich auf sachliche Themen beschränken. Denn da gehört sie hin.

Der Weg zur Therapie

An dieser Stelle muss ich bei dem Arzt Abbitte leisten, der die unangenehme Pflicht hatte, mir das positive Testergebnis mitzuteilen. Natürlich hatte ich mich über ihn geärgert. Meine Frage nach notwendigen Verhaltensweisen fand ich völlig berechtigt, denn bis zu diesem Zeitpunkt hatte ich mir über die Folgen einer Infektion noch überhaupt keine Gedanken gemacht. Da musste mir der Satz »Ach, genießen Sie die Zeit, die Ihnen noch bleibt, und machen Sie das Beste draus« wie eine Kapitulation vor der Krankheit erscheinen.

Mit ein wenig mehr Information hätte ich wissen können, dass die Machtlosigkeit des Arztes eigentlich berechtigt war, denn 1994 gab es noch keine wirklich wirksamen Medikamente. Damals war die Diagnose »positiv« tatsächlich so etwas wie ein Todesurteil, und ob die Krankheit jemals würde bewältigt werden können, stand in den Sternen. Zum Glück, wie ich im Nachhinein sagen muss, war mir das alles gar nicht klar, sonst wäre wahrscheinlich Vieles anders gekommen. Aber so konnte ich als Gegenposition zu dem Kommentar des Arztes eine *Dem werd ich's zeigen!*- und *Jetzt erst recht!*-Einstellung entwickeln, die mir den Umgang mit der Infektion bis heute sehr erleichtert hat.

Trotzdem hätte er mich informieren können, dass regelmäßige Untersuchungen gerade bei unheilbaren Krankheiten wichtig sind. Ich hätte natürlich auch von selbst auf die Idee kommen können, aber ich hatte seine Einlassung so verstanden, dass mir nicht mehr zu helfen sei. Daher hatte ich auch keine Veranlassung, andere Ärzte zu konsultieren, denn an der Diagnose »positiv« war ja nicht mehr zu rütteln; außerdem fühlte ich mich sonst gesund. Es plagte mich kein anderes Leiden, und die regelmäßige saisonal bedingte Grippe oder andere kleine Unpässlichkeiten konnte ich selbst kurieren. Erst 1996 suchte ich mir wegen Magenproblemen wieder einen Hausarzt.

Meine Wahl fiel auf eine Internistin, die zwar nach eigener Aussage mit HIV-infizierten Patienten nur wenig Erfahrung hatte, aber – was ich ihr noch heute hoch anrechne – jede Gelegenheit nutzte, sich zu informieren und weiterzubilden. Sie fiel aus allen Wolken, als sie hörte, dass mein Blut seit dem Testergebnis noch nie auf die HIV-relevanten Werte untersucht worden war. Das holte sie sofort nach.

Das erste Ergebnis zeigte eine Viruslast von 460 000. Diese Zahl gibt die Menge der HIV-Erreger pro Milliliter Blut an. Die Ärztin riet mir, umgehend mit der Therapie zu beginnen. Ich lehnte mit der Begründung ab, dass ein einziger Wert keine Aussagekraft besitze und ich den Vergleichswert bei einer weiteren Untersuchung drei Monate später abwarten wolle. Was ich nicht sagte: Tatsächlich wollte ich den Beginn der Therapie so lange wie möglich hinausschieben. Ich hatte Angst davor, dass sich mein Leben so verändern könnte, wie ich es bei Bekannten beobachtet hatte. Sie zelebrierten förmlich die Therapie, als sei sie der einzige Sinn des Lebens. Die – ich nenne sie mal – erste Generation der Medikamente bestand aus einer Vielzahl von Tabletten und Flüssigkeiten, die in genau definierten Abständen eingenommen werden mussten. Nur so konnten sie ihre Wirkung entfalten. Bei einem Freund zählte ich 36 Tabletten, die er innerhalb 24 Stunden in sechs Rationen, also alle vier Stunden, zu schlucken hatte – und das jeden Tag! Das führte dazu, dass er den Wecker stellen musste, um mitten in der Nacht die Pillen zu nehmen. So wollte ich nicht enden.

Die Ärztin willigte ein, drei weitere Monate ins Land gehen zu lassen. Und siehe da, beim zweiten Test lag die Viruslast nur noch bei 51 000 Erregern/ml, war also auch ohne Medikamente um fast 90 Prozent zurückgegangen. Meine Ärztin glaubte zwar fälschlicherweise, aus der ersten Untersuchung eine Viruslast von 46 000 in Erinnerung zu haben und meinte, nun sei eine Therapie unumgänglich. Als sie ihren Fehler feststellte, zeigte sie sich sehr überrascht. Ich machte ihr ein Angebot:

»Nachdem die Viruslast ohne Medikamente so deutlich zurückgegangen ist, warten wir noch mal drei Monate und nehmen einen weiteren Vergleichswert. Wenn die Viruslast dann – dem Gesetz der Serie folgend – unter der Nachweisgrenze liegt *(also unter 50 Erregern/ml Blut)*, geben Sie ihren Beruf auf und ich den meinen und dann tingeln wir gemeinsam durch Talkshows.« Leider kam es nicht so weit. Der dritte Wert lag wieder höher, diesmal bei 110 000. Also war nichts mit Talkshows. Schade eigentlich. Trotzdem verweigerte ich mich immer noch der Therapie.

Das änderte sich erst 1998, als ich auf Empfehlung eines Freundes in eine Schwerpunktpraxis wechselte. Mittlerweile hatten sich insbesondere Internisten und Infektiologen auf HIV und damit verbundene Erkrankungen spezialisiert und diese zum Schwerpunkt ihrer Arbeit gemacht. Des Weiteren gab es nun auch neue Typen von Medikamenten. Zwar war HIV nach wie vor nicht heilbar, aber die Vermehrung und Verbreitung der Erreger im Körper war jetzt punktgenauer zu behandeln. Dadurch wurde der Ausbruch der Krankheit deutlich verzögert. Und die Medikamente erlaubten eine größere Flexibilität in der Einnahme. Die Anzahl der notwendigen Tabletten wurde erheblich geringer, weil die Wirkstoffe kombiniert und aufeinander abgestimmt werden konnten, und die Einnahmezeiten reduzierten sich im Wesentlichen auf drei Mal täglich.

Neu für mich war auch, dass bei Blutuntersuchungen nicht mehr nur auf die Viruslast geachtet wurde; neben der Menge der Viren im Blut wurde die Anzahl und der prozentuale Anteil der »Helferzellen« – wesentlicher Bestandteil der Immunabwehr – sowie viele weitere Blutwerte mit in die Beurteilung einbezogen. Darauf gründete auch der Therapieansatz, erst dann mit der Medikation zu beginnen, wenn das Immunsystem tatsächlich Unterstützung benötigte. So konnten im Fall des Falles die jeweils modernsten Präparate eingesetzt und frühzeitige Resistenzen gegen bestimmte Wirkstoff-Kombinationen verhindert werden. Resistenzen können sich bilden, wenn sich das Virus auf die Medikamente »eingeschossen« hat und sich derart verändert, dass die Wirkung der Präparate verloren geht. Dieser Therapieansatz kam meinen Ängsten und Ahnungen sehr entgegen. Nun ließ ich alle drei Monate meine Werte checken. Da die Ergebnisse jedes Mal zufriedenstellend waren, wurde eine Therapie noch nicht notwendig.

Im Jahr 2000 überschlugen sich allerdings die Ereignisse, so dass ich mich nicht in der Lage fühlte, regelmäßig mein Blut untersuchen zu lassen. Im Frühjahr wurde bei meiner Mutter Krebs im Endstadium diagnostiziert. Zur gleichen Zeit wurde mein Vater in die Pflegestufe eins eingruppiert. Meine Geschwister und ich lösten uns, unterstützt von einem Pflegedienst, in der durchgehenden Versorgung der Eltern ab. Im Juni zerbrach die Beziehung zu meinem in der Schweiz lebenden Freund. Weil ich meine freie Zeit bei meinen Eltern verbrachte, beschränkte sich unser Kontakt auf Telefongespräche. War schon die Distanz an sich für ihn ein ernsthaftes Problem, so hielt die Beziehung diesem zusätzlichen Druck nicht mehr stand.

Meine Mutter erlag ihrem Krebsleiden schließlich Ende August. Zwei Wochen später wurde ich darüber informiert,

dass die TV-Talkshow, für die ich arbeitete, mit den Okto-
berproduktionen ausliefe. Damit versiegte meine Haupt-
Einkommensquelle und Ersatz war nicht in Sicht.

Die Anspannung der vergangenen Monate, die Verluste
sowie die beruflich unsichere Zukunft machten mir schwer
zu schaffen. Nun hätte ich wieder die regelmäßigen Untersuchungen aufnehmen können, aber ich befürchtete das
Schlimmste und wollte nicht noch einen Tiefschlag hin-
nehmen müssen. Doch aufgeschoben ist nicht aufgehoben,
und die Realität lässt sich nicht lange ignorieren.

Beruflich ging es bereits im November wieder aufwärts,
doch erst im Februar 2001 traute ich mich wieder zur Blutabnahme. Das Ergebnis bestätigte meine Vorahnung: Die
Werte hatten sich deutlich verschlechtert. Die Viruslast war
gestiegen, und die Anzahl der Helferzellen hatte sich drastisch reduziert. Eine Therapie war nun unausweichlich.
Bedenkt man, dass ich in den Jahren zuvor meinen Körper
in keiner Weise geschont hatte – ich rauchte, trank und feierte viel – hatte ich mich ganz gut gehalten. Ab jetzt waren
also Medikamente angesagt – davon aber später mehr.

Ärzte sind auch nur Menschen

Der Wahrheitsgehalt der Überschrift zeigt sich vor allem an der Art der Reaktion, wenn ich Ärzte über meine Infektion informiere. Die fällt nämlich nur selten medizinisch, sondern zumeist ausgesprochen »menschlich« aus, wie die folgende Auswahl belegt.

Der Patientenfragebogen meines Zahnarztes enthielt die Frage: »Leiden Sie an AIDS?«, die ich verneinte. Natürlich erklärte ich ihm anschließend die Problematik, die ich als HIV-positiver Mensch damit hatte. Es ist, insbesondere psychisch, ein großer Unterschied, ob man sich zu HIV oder zu AIDS bekennt bzw. bekennen muss. Der Sinn der Frage ist klar; auch wenn Ärzte grundsätzlich selbst für ihren Schutz verantwortlich sind, können sie sich durch das Wissen um die Infektion besser auf die Behandlung einstellen. Aber für den bislang »nur« positiven Patienten, der plötzlich als »aidskrank« geführt wird, bedeutet ein »Ja« auf die gestellte Frage die Konfrontation mit einer Situation, die er durch die Therapie zu vermeiden sucht, die aber immer wie ein Damoklesschwert über ihm hängt.

Als ich 1995 mit Verdacht auf Thrombose in einem Berliner Krankenhaus untersucht wurde, gaben die Röntgenaufnahmen nicht allzuviel her, weil das Kontrastmittel offensichtlich an seine Grenzen gestoßen war. Daher sollte ein in der Erprobung befindliches Präparat verwendet werden, wofür ich meine Einwilligung geben musste. Da mir die gesetzliche Notwendigkeit von klinischen Tests vor der Zulassung neuer Medikamente bekannt war, willigte ich ein. Meine Frage, ob es Komplikationen mit meinem HIV-Status geben könne, verneinte der Arzt und meinte mit Bedauern in der Stimme: »Oh, da haben Sie es aber schwer.« Er hatte nicht mit meiner schlagfertigen Reaktion – andere nennen es Galgenhumor – gerechnet. Die Antwort: »Wieso? Die Viren wiegen gar nicht so viel!« quittierte er mit einem breiten Grinsen.

Jüngst wurde ich mit Verdacht auf H1N1 (*vulgo: Schweinegrippe*) ins Berliner Bundeswehr-Krankenhaus eingeliefert. Bereits bei der Aufnahme wies ich – wie üblich – auf meine Infektion hin. Trotzdem informierte ich zusätzlich jeden Arzt und jedes Mitglied des Pflegepersonals. Offensichtlich hatte keiner von ihnen den Hinweis auf meinem Patientenbogen beachtet, denn sie alle waren ausnahmslos von meiner Ehrlichkeit überrascht. So etwas sei selten, war die übereinstimmende Reaktion. Das gab mir zu denken. Auch wenn Ärzte und ärztliche Mitarbeiter – wie erwähnt – für ihren Schutz selbst verantwortlich sind, sollte man als HIV-Infizierter den Hinweis auf die Infektion nicht zurückhalten. Schließlich geht es um die Zusammenarbeit an der eigenen Gesundheit. Und wer – aus welchen Gründen auch immer – seine Infektion nicht publik machen möchte, kann sich entspannen: Auch Ärzte haben eine Schweigepflicht.

Übrigens kann eine HIV-Infektion auch ihre guten Seiten haben – man mag es kaum glauben. Ich arbeite seit längerer Zeit als Kommunikations-Berater für Schwerpunktpraxen, Apotheken, Arbeitskreise, Vereinigungen und Verbände von Ärzten in der HIV-Versorgung. Meine Kenntnis über die Infektion und die Tatsache, dass ich *positiv* bin, vereinfachen die Zusammenarbeit erheblich, weil umständliche Erklärungen entfallen können.

Als ich in diesem Zusammenhang bei einer Präsentation meiner Agentur von einem Arzt gefragt wurde, warum ich mich gerade für das Thema HIV so sehr interessiere, antwortete ich mit einem Lächeln:

»Nach fünfzehn positiven Jahren verfüge ich wohl über die notwendige Kompetenz auf diesem Gebiet.«

Meinem Gegenüber rutschte spontan ein »Toll« heraus. Er beeilte sich allerdings zu betonen, dass er damit nicht meine Infektion, sondern den unprätentiösen Umgang damit meine. Ich hatte ihn schon verstanden; trotzdem konnte ich mir ein Grinsen nicht verkneifen.

Positiv sollten Sie Ihren Tag beginnen

Das waren schöne Zeiten in den frühen achtziger Jahren, als das Wort »positiv« noch eindeutig positiv besetzt zu sein schien. Damals sendete der Südwestfunk Baden-Baden in seinem 3. Radioprogramm die Ratgeber-Rubrik »Gesundheitstraining für Gesunde« von und mit Frau Dr. Eberlein. Eine ernst gemeinte Rubrik, die aber wie bei SWF 3 üblich, witzig aufgemacht war. In vierzig bis sechzig Sekunden Sendezeit gab Frau Dr. Eberlein jeweils einen Ratschlag, mit dem sich die Stimmung schon am frühen Morgen aufhellen sollte, um den Tag angenehmer zu gestalten. Der Titel »Positiv sollten Sie Ihren Tag beginnen« wurde schnell zum geflügelten Wort, bis – ja, bis das Wort »positiv« durch die Entdeckung von HIV und AIDS einen zweiten, unheilschwangeren Sinn bekam. Damit war die Rubrik gestorben.

Heute muss man sich fragen: Warum eigentlich? Denn »positiv« hatte noch nie nur eine einzige Bedeutung. Das Wort entstammt dem Lateinischen und bedeutet ursprünglich soviel wie »gesetzt« (im Sinne von »das ist so«), und wird im Allgemeinen in der Bedeutung »bejahend« oder »zutreffend« verwendet. In der Mathematik sind die »positiven Zahlen« diejenigen größer als Null, und in der Fotographie ist das »Positiv« die seitenrichtige Abbildung mit der dem Objekt entsprechenden Licht- und Schattenverteilung. In der Physik wird ein Körper »positiv« elektrostatisch aufgeladen, wenn Elektronen von ihm auf einen anderen Körper übertragen werden und in der Musik bezeichnet das Hauptwort »Positiv« eine kleine, transportable Orgel (hier stammt der Begriff allerdings vom lateinischen »ponere: setzen, stellen, legen« ab und bedeutet, dass man das Instrument überall aufstellen kann). In der Medizin ist der Begriff »positiv« schon lange als Befund eines Krankheitsbildes bekannt. Nur: Seit HIV und AIDS wird das Adjektiv erstmals direkt mit der Diagnose verknüpft; die Krankheit heißt »HIV-positiv« oder kurz: »positiv«. Vielleicht wurde deshalb die Radio-Rubrik beendet.

Dabei zielte Frau Dr. Eberlein allein auf die Psyche ab. Seit langem ist bekannt, dass sich eine positive Lebenseinstellung vorteilhaft auf den Umgang mit Depressionen auswirkt und ganz allgemein die Gesundheit fördert. »Lachen ist gesund«, weiß schon der Volksmund. Und eine Studie der *University of Texas* will vor einigen Jahren herausgefunden haben, dass eine positive Einstellung zum Leben sogar das Altern verzögern kann. Die psychischen Auswirkungen der positiven Lebenseinstellung können den Umgang mit einer unheilbaren Krankheit also positiv beeinflussen – selbst wenn die Krankheit ebenfalls »positiv« heißt. Man muss es nur zulassen.

Die »positive« und die »negative« Einstellung zum Leben trennen den Optimisten vom Pessimisten. Ich darf für mich in Anspruch nehmen, ein Optimist zu sein. Die Anlage dazu habe ich wahrscheinlich schon in den Genen – getreu des schönen Goethe-Versleins: »Vom Vater hab ich die Statur, des Lebens ernstes Führen – Vom Mütterchen die Frohnatur und Lust zu fabulieren« – aber was man mit Optimismus erreichen kann, habe ich durch meinen ältesten Bruder erfahren und von ihm gelernt. Er litt sechzehn Jahre lang an einem Gehirntumor, der trotz mehrfacher Operationen nicht komplett entfernt werden konnte, und starb kurz nach seinem 30. Geburtstag an den Folgen der Geschwulst. Ich erinnere mich noch an seine Reaktion, als der Chefarzt der Neurologischen Abteilung der Universitätsklinik Köln eine notwendige Operation kurzfristig verschob, weil sich das Ärzteteam noch nicht ganz sicher über die Durchführung war. Als meine Mutter und ich meinen Bruder am Vorabend des geplanten OP-Termins besuchten, begrüßte er uns mit den Worten: »Sag mal 'nen Satz mit X: War wohl nix!«. Sein positives Denken, seine *Wir schaffen das schon*-Einstellung und sein unbändiger Lebenswille haben mich tief beeindruckt und entscheidend geprägt. Als ich zwölf Jahre später selbst den 30. Geburtstag feierte, widmete ich ihm diesen Tag. Heute bin ihm unendlich dankbar für alles, was ich von ihm an Lebenskunst gelernt habe und fühle mich ihm näher als je zuvor.

Der Optimist, und ich bin wirklich froh, mich als solchen bezeichnen zu können, nimmt das Leben leicht; manchmal auch so leicht, dass die Umgebung den Eindruck gewinnen könnte, *zu* leicht. Das belegt zumindest der zuvor beschriebene Disput zwischen meinem engsten Freund Thomas und mir über den Vorwurf der Verdrängung. Dazu kommt noch eine gewisse Flapsigkeit, mit der ich die Sprache gerne als Stilmittel einsetze und die auch vor der verbalen Auseinandersetzung mit der Krankheit nicht Halt macht. Einer meiner Lieblingssprüche zu diesem Thema lautet: »Im Grunde meines Herzens war ich immer schon ein positiver Mensch, da wollte der Körper nicht nachstehen.«

An solchen Formulierungen scheiden sich die Geister. Manche lachen und finden es gut, wenn ich die Krankheit mit Humor nehme. Andere wiederum werfen mir vor, es mangele mir an dem nötigen Ernst, was natürlich nicht stimmt. Und außerdem: Wieviel Ernst ist nötig, wenn es darum geht, gut zu leben? Aber Aphorismen dieser Art erleichtern mir den Umgang mit der Krankheit – und anderen den Umgang mit mir, denn ein gemeinsames Lachen befreit. Lachen *ist* tatsächlich gesund. Dass es Menschen gibt, die mit solchen »Frotzeleien« nicht umgehen können, finde ich schade, aber es ist wohl nicht zu ändern.

Wohin eine pessimistische Lebenseinstellung führen kann, zeigt das Beispiel eines früheren Freundes. Wir führten eine Fernbeziehung zwischen Berlin und Zürich. Im Schnitt waren wir alle drei Wochen für ein paar Tage zusammen, zumeist in Zürich. Schon bei meiner Ankunft hatte er meine Abreise im Sinn, wurde traurig und konnte die Momente des Zusammenseins kaum auskosten. Ich hingegen genoss die gemeinsame Zeit in vollen Zügen. Obwohl auch mir jedes Mal der Abschied schwerfiel, sah ich doch bereits am Horizont voller Vorfreude das nächste Treffen.

In dieser Konstellation hat es eine Beziehung schwer, *nicht* zu scheitern. So etwas merkt man natürlich erst hinterher. Unterschiedliche Lebenseinstellungen können eine Beziehung sehr stark beeinflussen; und je größer die Distanz, umso störender der Einfluss. Das genannte Beispiel belegt, wie man sich erfolgreich selbst im Weg stehen kann. Klassiker wie Murphys Gesetz: »Alles was schiefgehen kann, wird auch schiefgehen« werden so schnell zur Realität.

Der Pessimist steht also nicht nur sich selbst, sondern auch seinem Glück im Wege, da er grundsätzlich das Negative in den Vordergrund stellt. Der Optimist hingegen kann selbst noch in Rückschlägen etwas Positives finden und sich so auch an einem »kleinen Glück« freuen. Und dass Glück etwas ausgesprochen Gutes ist, wusste schon Voltaire: »Da es sehr förderlich für die Gesundheit ist, habe ich beschlossen, glücklich zu sein«. Recht hat er.

Ein »positiver« Krankheitsbefund, der ja eine eigentlich negative Nachricht ist, und eine »positive« Lebeneinstellung können also auch trotz der unterschiedlichen Bedeutung ihrer Vorzeichen zusammenpassen. Man muss sie nur an den richtigen Stellen zu verbinden wissen.

Nein – Bonbons sind das nicht gerade, die zur *antiretro-viralen Therapie* verschrieben werden. Auch schmecken sie nicht annähernd so gut. Doch egal, wie man die Tabletten auch nennen mag, die Medikamentenkombination muss zwangsläufig sehr stark wirken, um erfolgreich gegen die Erreger vorgehen zu können und unter anderem die Virus-last unter die Nachweisgrenze zu senken. Doch was stark wirkt, kann auch ebenso starke Nebenwirkungen haben.

»Von jetzt auf gleich« muss der Körper Wirkstoffmengen verarbeiten, auf die er nicht eingestellt ist. Ein revoltieren-der Magen ist noch das kleinste Übel. Es dauert etwa zwei Wochen, bis sich der Stoffwechsel auf die regelmäßige Zu-fuhr der Medikamente eingestellt hat, was aber nicht be-deutet, dass sich danach alle Körperfunktionen wieder nor-malisieren. Magenprobleme, Kopfschmerzen und Verdau-ungsstörungen sind ab jetzt häufig an der Tagesordnung. Noch viel unangenehmer ist die mit einigen Medikamenten verbundene Diarrhoe *(vulgo: Durchfall)*, vor allem wenn sie ohne Vorankündigung auftritt. Durch einen Wechsel der Medikamente ist es zwar möglich, diese Nebenwirkungen zu reduzieren; aber ganz abzustellen sind sie selten.

Daneben gibt es noch Langzeitnebenwirkungen wie Ab-geschlagenheit, Mattigkeit und Schlafstörungen. Weiterhin kann es zu Nervenentzündungen in Armen und Beinen oder Störungen des Fettstoffwechsels bis hin zur »Lipodys-trophie« kommen, bei der es zum Schwund von Fettgewebe im Gesicht, an den Armen und Beinen kommt, das sich stattdessen am Bauch und im Nacken anlagert.

Die Therapie beeinflusst in hohem Maße auch die Seele. Ist nach dem positiven Testergebnis der erste Schock über die Infektion verdaut, beginnt die Psyche zunächst eine Art Selbstheilungsversuch. Sie entwickelt Kampfgeist, die Infektion in Schach zu halten oder klammert sich an die vage Hoffnung, zumindest mentaler Sieger über die Erreger sein zu können. Irgendwann aber wird die Therapie doch notwendig, und der Kampf ist verloren, die Psyche hat versagt. Deshalb ist der Therapiebeginn ein besonders einschneidendes Ereignis. Oft verändert sich dabei die Persönlichkeit, manchmal sogar in gravierendem Maße. Es werden Entscheidungen gefällt, die nach außen hin völlig unverständlich scheinen. Ich habe erlebt, wie mit dem Therapiebeginn langjährige, enge Freundschaften grundlos aufgekündigt wurden. Oder wie sich Bekannte, die ich mit einer unbändigen Lust am Leben kennengelernt hatte, unvermittelt zurückzogen und alle zuvor sorgsam gepflegten Sozialkontakte abbrachen. Noch andere, bislang mit Leib und Seele »Workaholics«, wurden schlagartig fußlahm und desinteressiert. Einige von ihnen haben es geschafft, wieder »ins Leben« zurückzukehren. Andere kommen aus dem Loch, in das sie gefallen sind, auch mit Hilfsangeboten nicht heraus. Allerdings gibt es auch positive Veränderungen: Ein Freund berichtete, dass er mit Beginn der Therapie zügig eine deutliche Steigerung des psychischen Wohlbefindens und der körperlichen Leistungsfähigkeit feststellen konnte. Ich selbst liege in der Mitte, aber mit deutlicher Tendenz zum Positiven: Zwar leide auch ich gelegentlich unter Antriebslosigkeit und Motivationsmangel, konnte diese Phasen aber bisher immer selbst bewältigen.

Die Aufzählung der physischen und psychischen Nebenwirkungen soll kein Beipackzettel werden, aber sie zeigt, dass die Therapie mit umfangreichen und teils heftigen Begleiterscheinungen verbunden sein kann, die man sich bei Schutz vor der Infektion mit HIV und anderen Krankheiten ersparen kann. Trotzdem scheinen vor allem junge Menschen der irrigen Meinung, mit Hilfe der Therapie könne HIV mittlerweile geheilt werden. Aber mit »mal eben ein paar Pillen gegen das HI-Virus einwerfen« ist es nicht getan. Hieß es früher einmal drastisch: »Ich will nicht mein Leben lang Tabletten fressen«, so hört man heute oft ein fast gleichgültiges: »Wenn's passiert, dann passiert's – wozu gibt es denn Tabletten?« Gegenüber meiner Generation, die das Aufkommen von HIV und AIDS sowie die anfängliche Ohmacht gegen die mit der Infektion verbundene Gefahr miterlebt hat und die vom AIDS-Tod enger Freunde tief betroffen und schockiert war, hat der Fortschritt der pharmazeutischen Forschung in den nachfolgenden Altersklassen offensichtlich auch das Bedrohungspotenzial der Infektion verdrängt. Denn immer noch sterben in Europa Menschen an den Folgen von HIV und AIDS. Es sind nur nicht mehr so viele wie früher – und man hört nicht mehr so viel davon. Vielleicht liegt es ja am Fortschritt und der damit scheinbar nicht mehr existenten Bedrohung, dass sich unter einer ganzen Reihe von »feierfreudigen« Menschen aller Altersklassen eine »Pillenmentalität« entwickelt hat, die ohne Rücksicht auf mögliche Konsequenzen und Risiken ausgelebt wird. Es gibt die Pille *davor*, die die Partystimmung erzeugt, es gibt die Pille *danach*, damit man wieder »runterkommt« und es gibt die Pille *zwischendurch*, wenn der »Standfestigkeit« nachgeholfen soll. Bei soviel Chemie kann gewollt und ungewollt, nachlässig und beabsichtigt so viel passieren, dass man sich im Zweifelsfall auf wieder andere Pillen verlassen muss.

Eigentlich forscht die Pharmaindustrie ja, um Menschen auch nachträglich helfen zu können, besonders, wenn sie sich vorher nicht ausreichend geschützt haben. Genauso wie es die »Pille danach« gegen ungewollte Schwangerschaften gibt, dient die »PEP« oder »Post-Expositions-Prophylaxe« der Vorbeugung vor HIV-Infektionen nach Risikokontakten. Tatsächlich hat dieses Angebot, das eigentlich für den »Fall der Fälle« entwickelt wurde, zu erschreckenden Änderungen des Sexualverhaltens geführt. Im Wissen um die modernen medizinischen Möglichkeiten ist die Risikobereitschaft für *Unsafe Sex* gestiegen. Einem »Unfall« ist ja dank der Pillen schnell abzuhelfen: Bei der PEP wird vier Wochen lang eine Kombination verschiedener hochwirksamer Präparate verabreicht, die allerdings nur dann erfolgversprechend ist, wenn sie spätestens 72 Stunden, besser noch erheblich früher, nach einem Risikokontakt begonnen wird. Nun haben US-amerikanische Wissenschaftler herausgefunden, dass die sexuell aktivste Zeit die Nacht von Freitag auf Samstag ist – der Arztbesuch am Montag darauf für die PEP also zu spät ist. Das hat in den USA zum Beispiel dazu geführt, dass die erste Dosis oft illegalerweise zuhause bereitgehalten wird, um sofort nach einem Risikokontakt reagieren zu können. Diese Art von Medikamentenhörigkeit führt den *Safer Sex-Gedanken* natürlich komplett ad absurdum. Und es werden einer vielleicht tollen Nacht zuliebe sogar die starken Nebenwirkungen in Kauf genommen.

Doch damit nicht genug, denn noch verantwortungsloser – zumindest in den USA – ist der Umgang mit der »Prä-Expositions-Prophylaxe«, der »PrEP«. Der »Cocktail davor« soll eine Infektion von vorneherein blockieren. Soll – denn ausreichend gesicherte Daten liegen dazu noch nicht vor. Das hindert aber besonders in amerikanischen Großstädten viele Männer nicht daran, sich die notwendigen Medikamente illegal zu besorgen. Das »Party-Package« enthält *Tenofovir*, ein antiretrovirales Medikament, *Meth-*

amphetamine, schnellwirkende Aufputschmittel sowie das allseits beliebte *Viagra* und wird kurz und bündig »MTV« genannt und vor dem Ausgehen geschluckt.

Aber auch der offiziell verabreichten Kombinationstherapie werden Ergebnisse zugesprochen, die in zuweilen fragwürdige Empfehlungen münden. Wenn durch die Medikamente die Viruslast längere Zeit unter der Nachweisgrenze bleibt, sollen HIV-positive Menschen deutlich weniger ansteckend sein. »Bereits nach sechs Monaten sei kein aktives Virus im Sperma oder im Blutkreislauf zu finden. Nach zwei Jahren sei die Infektionsgefahr so gut wie nicht mehr vorhanden«, zitiert die US-Ausgabe der Zeitschrift GQ einen AIDS-Spezialisten aus Washington, D.C.

Im Januar 2008 veröffentlichte die offizielle *Eidgenössische Kommission für Aidsfragen* sogar den Hinweis, »Sex ohne Kondom sei für konsequent antiretroviral therapierte HIV-Infizierte unter bestimmten Bedingungen möglich. Unter anderem dürfen im Blut der infizierten Person während mindestens sechs Monaten keine Viren mehr nachgewiesen worden sein und es dürfen keine Infektionen mit anderen sexuell übertragbaren Erregern bestehen.« Sowohl die EU-Kommission als auch die Weltgesundheitsorganisation WHO reagierten skeptisch auf den Vorstoß aus der Schweiz, da diese Information von den mit viel Aufwand publizierten *Safer Sex*-Regeln ablenken würde. In der Tat halte ich solche Äußerungen für kontraproduktiv, denn sie schüren Hoffnungen, die (noch) nicht erfüllt werden können und führen leicht zu mangelnder Vorsicht.

Aus der Tatsache, dass sich die meisten Meldungen zu HIV auf die Verhältnisse in Afrika beziehen, schlussfolgern mittlerweile viele Menschen, dass HIV in Westeuropa besiegt sei. Meldungen über wirksame Behandlungen, Entwicklung von Impfstoffen oder erfolgreich durchgeführte Studien tun ihr Übriges: Der HIV-positive Leukämie-Patient an der Berliner *Charité*, der durch Stammzellenübertragung von Leukämie und Infektion geheilt werden konnte, bleibt ein Einzelfall, bei dem viele Faktoren günstig zusammenspielten. Die kalifornischen Wissenschaftler, die Antikörper entdeckten, die HI-Viren außer Gefecht setzen können, haben einen »aufregenden Schritt in Richtung eines zukünftigen AIDS-Impfstoffs« absolviert, wie ein Mitarbeiter der *International Aids Vaccine Initiative* in New York sagte – aber eben erst einen Schritt. Und die thailändische Studie, nach der eine HIV-Impfung einen Rückgang der Neuinfektionen um 30 Prozent ergeben habe, hinterlässt mehr Fragen, als dass sie Antworten gibt. Aber alle drei Meldungen belegen, dass Wissenschaftler in aller Welt an Heilmitteln und Behandlungsmöglichkeiten für HIV und AIDS arbeiten. Bis es soweit ist, können aber nur moderne, wirkungsvolle Medikamente die Lebensqualität und -erwartung positiver Menschen steigern, auch wenn sie mit Nebenwirkungen erkauft werden müssen.

Sicher ist nur der Tod

Ich habe Freunde, die sich in melancholischen Momenten elegisch darin ergehen, dass ich sterben werde. Da kann ich ihnen nur Recht geben, aber ich weise grundsätzlich darauf hin, dass ihnen dieses Schicksal auch nicht erspart bleiben wird. »Das Leben ist eines der schwersten und endet gewöhnlich tödlich« war ein viel und gern zitierter Sponti-Spruch meiner Jugend. Und er gilt noch heute.

Natürlich weiß ich, dass der Hinweis auf meinen Tod gut gemeint ist. Aber er bewirkt bei mir eher eine ganz andere Reaktion, nämlich: »Gut gemeint ist das Gegenteil von gut«. An dieser Art von Mitleidsbekundungen stören mich nämlich zwei Dinge. Erstens höre ich diesen Satz zumeist dann, wenn ich einem anderen bei der Lösung seiner Probleme zu helfen versuche und dem anderen plötzlich auffällt, dass seine Probleme eigentlich Peanuts sind im Vergleich zu meiner Situation. Das sehe ich naturgemäß anders, denn jedes aktuelle Problem ist wichtig und verdient eine Lösung; meine Infektion hingegen ist mittlerweile mehr als fünfzehn Jahre alt und damit alles andere als aktuell. Trotzdem wird mein Einwand immer wieder mit demselben Hinweis – ich mag das Wort *Totschlagargument* an dieser Stelle gar nicht verwenden – zurückgewiesen: »Aber Du bist doch unheilbar krank!« Na, herzlichen Dank.

Womit wir schon beim zweiten Punkt sind. Ich weiß, dass

ich positiv bin und möchte es nicht ständig aufs Brot geschmiert bekommen. Und ich weiß, dass die Infektion unheilbar ist. Aber das sicherlich ehrlich gemeinte Mitgefühl stellt nicht mich, sondern die Infektion in den Vordergrund und degradiert mich so zu einem Statisten. Auf diese Weise werde ich eher krank, als dass ich mir die gewünschte Gesundheit erhalte. Und das ist bestimmt nicht die Intention derjenigen, die mir ihr Mitgefühl ausdrücken möchten.

Trotzdem passiert es immer wieder. Man muss sich als positiver Mensch ein ganz schön dickes Fell anschaffen, um nicht an der Anteilnahme der Umgebung zu verzweifeln. Ich bin nämlich nach wie vor der Auffassung, dass ich wichtiger bin als alle Viren in meinem Körper.

Deshalb meine ernsthafte Bitte: Die größte Hilfestellung, die ich mir in Zusammenhang mit meiner Infektion vorstellen kann, ist die sachliche und interessierte Frage nach dem Umgang damit. Um etwas zu erfahren, zu lernen und zu verstehen. Verständnis ist besser als Mitleid, weil es etwas bewirkt. Akzeptanz und Toleranz sind angenehmer als Bedauern, weil sich beide Seiten dabei ernst nehmen.

Von dem für sein soziales Engagement bekannten Schriftsteller Friedrich Hebbel stammt das Zitat »Zum Mitleiden gab die Natur vielen ein Talent, zur Mitfreude wenigen.« Ein bisschen mehr Mitfreude über das Leben und etwas weniger Mitleid über den ohnehin unausweichlichen Tod – und schon wäre allen geholfen.

Schicksal und Schuld

Manchmal wird man mit den merkwürdigsten Situationen konfrontiert. Vor etlichen Jahren arbeitete ich für eine Talkshow und betreute den Zuschauerbereich. Zum Thema »Unheilbar krank – wie geht man damit um?« hatte die Redaktion sechs Gäste mit verschiedenen Diagnosen eingeladen: Menschen mit unterschiedlichen Krebserkrankungen, einen Diabetespatienten und zwei HIV-positive Männer. Im Publikum saßen Betroffene und Angehörige, Mitglieder von Selbsthilfegruppen und Patientenverbänden, Mitarbeiter aus Sozialeinrichtungen, einem Hospiz und ehrenamtliche Patientenbetreuer. Auch die Gäste hatten Freunde und Bekannte mitgebracht. Die Produktion verlief ohne Schwierigkeiten; die einfühlsame Moderatorin sorgte für ein dichtes und informatives Gespräch.

Kaum waren jedoch die Kameras abgeschaltet und die Gäste wieder hinter der Bühne, brach ein Sturm der Entrüstung los. Die Angehörigen der Krebspatienten redeten wild gestikulierend auf mich ein, wie ich es hätte wagen können, Krebspatienten und HIV-positive Menschen zusammen auf eine Bühne zu setzen. Auf meinen Hinweis, dies sei eine Redaktionsentscheidung gewesen und inhaltlich in keiner Weise zu beanstanden, wurde die Entrüstung noch größer. Man sei unter falschen Voraussetzungen ins Studio gelockt worden, und die an Krebs erkrankten Talkgäste seien ohne Vorwarnung mit »irgendwelchen Schwulen« zusammen auf die Bühne gesetzt worden.

An dieser Stelle war mir zunächst nicht klar, wo das Problem lag. War es die Angst vor einer Ansteckung mit HIV, weil man gemeinsam auf der Bühne sitzen musste? Oder war es der ungehörige Vergleich einer schicksalhaften Erkrankung wie Krebs mit einer angeblich schuldhaft verursachten Infektion wie HIV, dazu noch bei Schwulen?

Ich musste nicht lange warten, denn bald schon stand er wieder im Raum, der Satz »AIDS bekommt man nicht, AIDS holt man sich«, nur diesmal in unglaublich zynischer Weise von Angehörigen krebskranker Menschen gegen Menschen verwendet, die ebenfalls unheilbar erkrankt sind.

Einige Begleiter der positiven Gäste, die ebenfalls noch im Raum waren, hatten diesen Satz und auch die anderen Anfeindungen hautnah mitbekommen. Sie verlangten eine Entschuldigung für die verbale Entgleisung, aber nichts dergleichen passierte. Ein Wort gab das nächste, und bald hatten sich beide Gruppen aufeinander eingeschossen. Die Diskussion wich dem Austausch von Bösartigkeiten, der jeden Versuch, eine halbwegs sachliche Ebene zu erreichen, unmöglich machte.

Der Vorfall beschäftigte mich noch den ganzen Abend. So etwas hatte ich noch nicht erlebt. Ich hatte mich bewusst nicht als »positiv« geoutet, damit mir niemand Parteilichkeit vorwerfen konnte. Die Diskriminierung hatte natürlich auch mich persönlich getroffen; aber letztlich waren auch die Begleiter der positiven Gäste nicht gerade zimperlich gewesen. Daher schrieb ich allen Beteiligten am nächsten Tag einen Brief und forderte sie auf, genau darüber nachzudenken, was sie tags zuvor vom Stapel gelassen hatten. Ich verlangte Auskunft darüber, warum Krebs eine »richtige« und HIV eine »falsche« Krankheit sei, und forderte eine Entschuldigung für die an den Tag gelegten Unverschämtheiten, die erwachsener Menschen nicht würdig seien. Tatsächlich erhielt ich kurz darauf Antworten mit zwar halbherzigen, aber immerhin entschuldigenden Worten, die ich an die jeweils andere Partei weiterleitete.

Übrig geblieben ist – auch wenn seit diesem Vorfall einige Jahre ins Land gegangen sind – immer noch die Fassungslosigkeit, zu welchen Auswürfen Menschen in der Lage sind. Natürlich hatte keiner die Frage nach der »richtigen« oder »falschen« Krankheit beantwortet – das hatte ich auch nicht erwartet. Aber ich bin mir sicher, dass sie zu denken gegeben hat. Wenn es um unheilbare Krankheiten geht, gibt es nämlich kein *besser* und *schlechter*, kein *richtig* oder *falsch*. Es gibt nur Mitgefühl und Besorgnis, Hilfestellung und Unterstützung. Und Hoffnung. Das ist für mich die einzig akzeptable Art und Weise, sich ernsthaft und verständnisvoll mit der Krankheit eines anderen Menschen und ihren Folgen zu befassen.

Ungeschützt sollst du nicht schlafen geh'n

Die sicherste Methode, sich vor HIV und anderen sexuell übertragbaren Geschlechtskrankheiten wie Hepatitis, Tripper, Syphilis und Co. zu schützen, ist nach wie vor das Kondom, auch wenn es immer mal wieder zum Schießbudenziel einiger Spötter wird, wie folgender Uralt-Witz belegt:

»Wie nennt man die kleinste Kirche der Welt? Kondom. Es passt nur einer rein, und der muss noch stehen.«

Zugegeben, der Witz ist Geschmackssache. Aber er passte in unsere Zeit, in der Sexualität kein Tabu mehr war – dafür hatte die Generation vor uns gesorgt – und für uns junge Leute ein spannendes, weil niemals ausreichend erforschtes Gebiet. »Unsere Zeit« – das war die Zeit vor HIV und AIDS, als die einzige Notwendigkeit der Verhütung in der Vermeidung ungewolltem Nachwuchs bestand, und selbst dafür gab es als Alternative schon die Anti-Baby-Pille. Das Kondom war zu einem Schattendasein verurteilt.

Dabei hätte es auf einen prominenten Fürsprecher verweisen können: Von Giacomo Girolamo Casanova wird berichtet, dass er Kondome benutzte, um sich vor der im 18. Jahrhundert grassierenden Syphilis zu schützen. Sehr vorausschauend, kann man aus heutiger Sicht nur sagen. Und eigentlich spricht es auch *für* den Ruf des Kondoms. Wenn der als großer Liebhaber bekannte Casanova seine Freuden *mit* dem Überzieher genießen konnte, warum geht es dann heute angeblich nur *ohne*? Oder war Casanova etwa ein »Weichei«? Selbst nach der Entdeckung von HIV und AIDS wurde von manchen Männern die Verwendung eines Kondoms mit der Begründung: *Ein richtiger Mann mache nur richtigen Sex* abgelehnt. Da kam er wieder durch, der »Neandertaler«, der seine Tage damit verbrachte, Bären zu töten, Frau und Feuerstelle zu verteidigen und den sonstigen Sinn des Lebens darin sah, seinen Samen zum Erhalt der Spezies so oft wie möglich weiterzusäen.

Aber längst nicht alle waren so hart wie die selbst ernannten Alphamännchen. Manchen Männern genügten schon viel einfachere Gründe, um auf den »Pariser« zu verzichten: Das Kondom vermittele weniger Echtheits-Gefühl, es hemme die Lust, es störe den Sex, wenn man ihn zum Überziehen unterbrechen müsse und der »kleine Johannes« erschlaffe dann meistens auch noch und man blamiere sich vor der Partnerin bzw. dem Partner. Oder es wurde die altbewährte »Latexallergie« ins Spiel gebracht, bei der Juckreiz und Hautrötungen, in besonders schweren Fällen sogar Schockreaktionen auftreten können. Hier hätte es genügt, auf Produkte aus hypoallergenem Latex oder Polyurethan auszuweichen, aber diese Lösung wäre wahrscheinlich zu einfach gewesen. Vielleicht hatten die Männer auch nur Angst vor einem speziellen Kondom, das, mit scharfen Zähnen bewaffnet, des Mannes »bestes Stück« abbeißt? Das nämlich ist die perfide Methode, mit der das »Kondom des

Grauens« in Ralf Königs gleichnamigem Comic seine blutige Spur des Schreckens zieht.

Tatsächlich ist die Einstellung zum Kondom aber auch ein Spiegel der Zeit. In den etwa fünfzehn Jahren zwischen der »sexuellen Befreiung« und der Entdeckung von HIV hatte sich eine unbesorgte Sexualität etabliert; man glaubte, auf Verhütung verzichten zu können. Zudem hatte die Pharmaindustrie hübsche Sachen auf den Markt gebracht: Die »Pille« gegen ungewollte Schwangerschaften ebenso wie hilfreiche Präparate gegen Geschlechtskrankheiten. Da konnte sogar ein »Tripper« fast schon als Statussymbol gelten, denn er belegte sexuelle Aktivität.

Warum sollte sich das nach HIV ändern? Schließlich waren ja zunächst nur Randgruppen betroffen. Zu Fixern oder Blutern gehörte man nicht, und schwuler Sex galt als »unmoralisch«, »schmutzig« und »verwerflich«, außerdem fehlte den Schwulen ja sowieso die Bereitschaft, eine dauerhafte und monogame Bindung einzugehen. Heterosexuelle Menschen hingegen verfügten über den »sicheren Hafen der Ehe«, der sie vor »so etwas« wie HIV schützte. Eine trügerische Sicherheit, wie man weiß. Denn das oft gehörte Argument: »Der heterosexuelle Geschlechtsverkehr findet nur zwischen Ehepartnern statt« ist, selbst wenn man die nichtehelichen festen Beziehungen hinzunimmt, bei näherem Hinsehen nur eine halbherzige Ausrede, denn in diesen Hafen kann man nicht nur einlaufen –

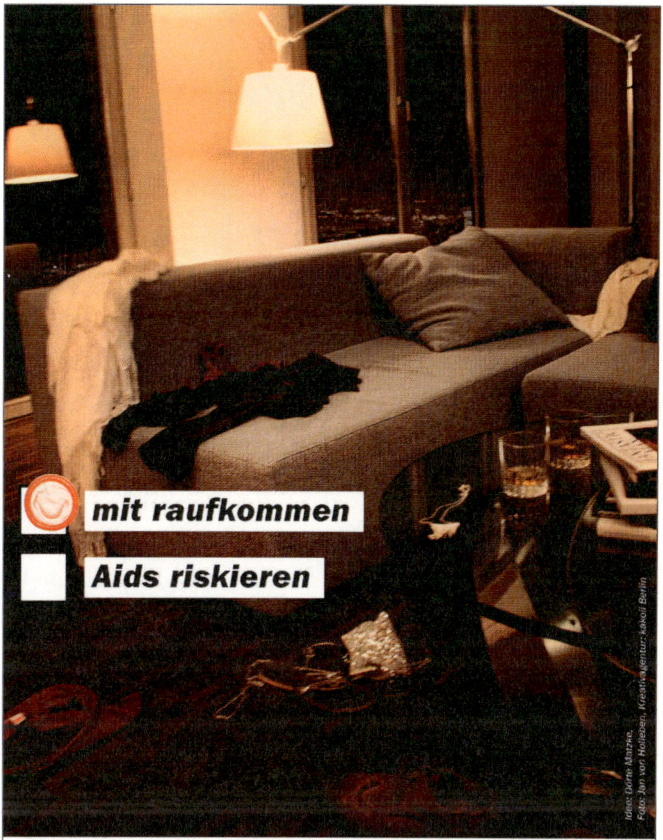

mit raufkommen

Aids riskieren

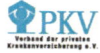

er hat auch eine Ausfahrt. Die Ehe ist schon lange nicht mehr das alleinige Erfolgsmodell einer heterosexuellen Partnerschaft. Dies beweisen sowohl die rückläufige Zahl der Eheschließungen als auch eine Scheidungsrate, die mittlerweile um 50 Prozent pendelt sowie die vor allem in Großstädten stetig steigende Zahl der Single-Haushalte. Und last not least genügt ein Blick in die Zeitungen, die über den Nachwuchs prominenter Zeitgenossen berichten, der außerehelich in Besenkammern und ähnlich skurrilen Etablissements gezeugt wurde. Ein Kondom hätte hier nicht nur vor unerwünschter Presse schützen können.

Die verschiedenen Kampagnen unter dem Titel »Gib AIDS keine Chance« beachten immer mehr Menschen. Im Jahr 2008 wurden in Deutschland 215 Millionen Kondome benutzt. Statistisch folgt also die überwiegenden Mehrheit der Bundesbürger dem Aufruf zu *Safer Sex*. Nicht alle werden es freiwillig tun, denn noch immer gilt das Kondom bei »richtigen« Männern nur als notwendiges Übel. Dabei kann es beim Sex auch Spaß bringen. Ein heterosexueller Kollege fragte mich einmal, ob *ich* eigentlich Kondome verwende.

»Ja«, antwortete ich. »Schwarze.«

Er schaute mich verständnislos an und entgegnete: »Aber du siehst sie doch gar nicht!«

Ich quittierte seine Replik mit einem breiten Grinsen.

»Kann es sein, dass Heteros über weniger Phantasie verfügen als Schwule?«

Reiten ohne Sattel

Sex mit Kondom ist bei vielen Schwulen zu einer Normalität geworden, obwohl auch den aufmerksamsten Verfechtern des *Safer Sex* im Eifer des Gefechts schon mal die Pferde durchgehen können. Oft genug werden dann Alkohol, Drogen oder die schlichte Geilheit dafür verantwortlich gemacht, dass man für einen Moment nicht nur sich, sondern auch seine gesunde Einstellung vergessen hat.

Demgegenüber steht der Trend zu »Bareback-Sex«, auch kurz »bare« genannt. Wörtlich übersetzt bedeutet es »ohne Sattel auf einem Pferd reiten«, im übertragenen Sinne heißt es, bewusst unsafen Sex, also ohne Kondom, zu praktizieren. Sicherlich kann man darüber moralisch räsonieren, aber grundsätzlich darf meiner Auffassung nach, um in der Tradition Friedrichs des Großen zu verweilen, jeder »nach seiner Façon selig« werden. Die einzigen Einschränkungen dieser Freiheit, die ich akzeptiere, aber auch erwarte, sind der Respekt vor einem Menschen mit einer anderen Meinung und die Bereitschaft, diese trotzdem zu akzeptieren. Leider scheitert es häufig genau daran.

In den Chat-Profilen der »Bareback«-Protagonisten ist oft genug zu lesen, dass sich – man verzeihe mir den nachfolgend zitierten Ausdruck – »Moralapostel verpissen« mögen. Das ist als Reaktion auf die wahrscheinlich ständig eingehenden Hinweise zu den Infektionsrisiken, die nun mal mit ungeschütztem Sex verbunden sind, verständlich. Trotzdem habe ich oft den Eindruck, dass sich dieser Teil der Szene ständig in der Defensive befindet und glaubt, sich rechtfertigen zu müssen.

»Und wenn Ihr Euch bei jedem Fick 20 Gummis überzieht, so werdet auch ihr keine 186 Jahre alt«, schreibt zum Beispiel ein 30-jähriger in seinem Profil und ergänzt: »Den ersten Vorwurf macht mal euren Eltern, oder seid ihr alle aus Tomatensaft entstanden?«

Einfacher wäre es, wenn die Anhänger des ungeschützten Verkehrs gleich Tacheles reden und nicht den Umweg über die »Safer Sex: Niemals«-Angabe in ihrem Profil nehmen würden. Tatsächlich muss man wohl davon ausgehen, dass ein Großteil der »Barebacker« bereits positiv ist und meint, sich daher über *Safer Sex* nicht mehr viel Gedanken machen zu müssen.

Noch weiter geht es beim so genannten »Serosorting«. Dieser Gedanke basiert auf der Annahme, dass zwischen zwei Positiven kein Safer Sex *mehr* notwendig sei und zwischen zwei Negativen *noch* nicht. Hier suchen also Positive bewusst nach positiven Partnern und Negative ebenso bewusst nach Negativen – oder, wie es in einem anderen Profil heißt: »Ich ficke nur mit und unter meinesgleichen!« – um scheinbar ungefährdet unsafen Sex zu betreiben. »Scheinbar« deshalb, weil nicht jeder Negative tatsächlich negativ sein muss. Erstens hat der Test aus Gründen der Inkubationszeit eine Verzögerung von bis zu zwölf Wochen, belegt also bei einem negativen Ergebnis, dass der Proband vor etwa drei Monaten negativ war, zweitens gibt es nicht wenige Menschen, die auch ohne Test von sich behaupten, negativ zu sein, und drittens gibt es nach wie vor welche, die sogar ein positives Testergebnis verleugnen. Dieses Verhalten ist unabhängig von der sexuellen Orientierung; in jedem Fall spielt die Angst vor Ausgrenzung eine Rolle. Für tatsächlich Negative besteht also auch beim »Bareback-Sex« nach Serosorting ein ganz normales Infektionsrisiko. Auf mündliche Zusagen sollte man daher nicht allzuviel geben und lieber den Schutz der eigenen Person in den Vordergrund stellen.

Manche »Barebacker« erklären ihre Vorliebe aber zum Dogma – und diskriminieren dadurch gewollt oder ungewollt Andersdenkende. Denn wer sich nicht auf das Vabanque-Spiel des ungeschützten Verkehrs einlassen will, wird von ihnen gnadenlos abgebügelt. Nur, weil sich bislang HIV-Negative nicht infizieren oder HIV-Positive andere nicht gefährden wollen, werden sie in eine Reihe mit Spaßverderbern, Verklemmten und Nervensägen gestellt. Diese kompromisslose Haltung findet man heute auch bei jungen Schwulen, die die Infektion mit einem Schulterzucken hinzunehmen scheinen. Oder wie sonst sind Äußerungen wie »Sperma gehört ins Loch und nicht in eine

Tüte« von einem 19-jährigen oder »Ich will ohne Gummi ficken und darüber nicht diskutieren« von einem 20-jährigen, »Sondermüllentsorgung! HIV-Schleim abzugeben« von einem 25-jährigen oder »No risk – No fun. 2009 wird weiter blank gepoppt« von einem 28-jährigen zu verstehen?

Jeder trägt die Verantwortung für sein Leben selbst – und jeder möge nach »seiner Façon selig« werden. Vielleicht sind »Barebacker« ja ehrlicher zu sich und anderen, denn sie überlassen den Kondomverzicht nicht den Auswirkungen von Alkohol oder Drogen. Aber manchmal scheint es mir, dass viele eine intolerante Haltung haben, wenn es um Sex (»Entweder *bare* oder gar nicht«) geht. Vielleicht finden die »Bareback«-Protagonisten das umgekehrte Verhalten (»Entweder *safe* oder gar nicht«) ebenso intolerant.

Da könnte man doch einfach mal aufeinander zugehen.

»Pozzing«

Nein, das ist kein Rechtschreibfehler und soll eigentlich »Posing« heißen. »Pozzen« leitet sich von »positiv« ab und bedeutet, einen Menschen bewusst und auf dessen Wunsch hin mit HIV zu infizieren. Auch wenn es wohl nur wenige hundert Menschen in Deutschland sind, die zumindest hin und wieder mit dem Gedanken spielen, und nur tatsächlich ein paar Dutzend, die sich auf diese Weise anstecken, ist es doch ein psychisches Phänomen, dem man nie so richtig auf die Spur kommen wird.

Die Gründe dafür sind für die Mehrheit sicherlich nicht nachzuvollziehen, und doch sind es für diejenigen, die es tun, »gute« Gründe. Der eine möchte einer Angstspirale entfliehen, der andere möchte Nähe beweisen. Dies gilt besonders dann, wenn der Partner bereits positiv ist, und man ihm in einer falsch verstandenen »romantischen Anwandlung« mit der eigenen Infektion das größte vorstellbare »Geschenk« machen möchte. Nicht umsonst nennt man »pozzen« in den USA auch »giving the gift«. So sieht das aber wirklich nur eine Minderheit, denn die meisten Positiven legen verantwortungsvoll Wert darauf, dass sich der negative HIV-Status des Partners nicht ändert.

Die Angstspirale hingegen entspringt einer beinahe paranoiden Vorstellung, sich trotz *Safer Sex* und Einhaltung aller Vorsichtsmaßnahmen unausweichlich zu infizieren.

Für Menschen, die darunter leiden, ist es fast eine Erleichterung, »endlich« positiv zu sein. Sie benutzen die Infektion aber nicht, um einen Neustart unter veränderten Bedingungen zu wagen, sondern leben ihre alten Verhaltensmuster, aber nunmehr ohne Ängste, aus.

Was muss denjenigen im Kopf herumspuken, die sich als »gift giver« betätigen? Ein Freund erzählte kürzlich, dass er zwei Positive im Vollbild AIDS kenne, die ungeachtet der ausgebrochenen Krankheit ihrem Sexualtrieb ohne Schutz und ohne Information der jeweiligen Partner nachgingen. Beide rechtfertigten sich unabhängig voneinander mit »Mir hat's ja auch keiner gesagt«, was nichts anderes als eine Umschreibung für undifferenzierte Rachegelüste ist.

Die gibt es auch, wenn auch in geringerem Umfang, bei Heterosexuellen. Die Journalistin Britta Stuff berichtete 2007 von einer 23-jährigen Frau, die es »geil fände, positiv zu sein, weil sie dann andere anstecken könne – vor allem Männer, die es nicht anders verdient hätten. Was ist geiler als Sex und Tod zugleich?«, gibt sie zu Protokoll, und man spürt die fatale Kombination von Rache und »Kick«. An die Konsequenzen denkt dabei natürlich keiner.

Denn eines darf man nicht verkennen: Die Behandlung eines mit HIV infizierten Menschen ist teuer. Auch wenn die Kosten in Deutschland sowohl von den gesetzlichen als auch den privaten Krankenversicherungen übernommen werden, müssen sie irgendwie aufgebracht werden. Dies geschieht über die Beiträge oder, wenn das nicht ausreicht, über Bundeszuschüsse. In beiden Fällen zahlt also die Allgemeinheit, die in den seltensten Fällen eine Vorstellung davon hat, wie teuer die Behandlung tatsächlich ist. Nach Angaben der WHO betrugen 2002 die Kosten in Deutschland 10 000 Dollar (umgerechnet etwa 6 800 Euro) pro HIV-Patient, unabhängig von einer Therapie. Aktuell (2008) legen die gesetzlichen Krankenkassen für einen therapierten Patienten etwa 16 000 Euro und für einen unbehandelten ungefähr 3 000 Euro pro Jahr zu Grunde; die Ausgaben im Bereich »antiretrovirale Therapie«, also für Medikamente, werden 2009 voraussichtlich bei ca. 430 Millionen Euro liegen. Zum Vergleich: Für die Behandlung von Folgeschäden durch Alkoholgenuss schätzt das Robert-Koch-Institut die jährlichen Kosten auf etwa 20 Milliarden [sic!] Euro.

Natürlich lässt sich ein Menschenleben nicht mit Geld bewerten, denn Gesundheit ist unbezahlbar. Aber die Aufstellung gibt vielleicht denjenigen ein paar Denkanstöße, die sich auf das „Russisch Roulette" einer Infizierung einlassen. Noch trägt das viel gescholtene Gesundheitssystem in Deutschland alle Kosten. Schaut man interessehalber über den »großen Teich«, so stellt man fest: Die wenigsten US-Krankenkassen übernehmen HIV als Erkrankung ohne Sonderprämien, und viele Positive verlieren den Versicherungsschutz, wenn ihnen Fahrlässigkeit bei der Infizierung nachgewiesen werden kann. Wollen wir es darauf anlegen?

Mich trifft es ja nicht ...

Das kommt in den besten Familien vor: Ehe geschieden, die nachfolgende Beziehung auch zu Ende. Was macht ein beziehungserprobter heterosexueller Mann, der des Alleinseins überdrüssig ist? Nichts anderes als alle anderen. Zog er früher durch Bars und Discotheken, stehen ihm heute im Internet die unterschiedlichsten Chatrooms zur Verfügung, um Kontakte zu knüpfen. Ist HIV auf der Suche nach One-Night Stands ein Thema? »Nein!«, heißt es oft wie aus der Pistole geschossen – manchmal noch ergänzt durch die etwas unlogische Erläuterung, das wäre eher etwas für diejenigen, die einen festen Partner suchen.

Welch' trügerischer Gedanke! Und genauso falsch wie das Klischee von den Risikogruppen, die als einzige gefährdet seien. Dafür ist der Anteil Heterosexueller mit 20 Prozent an der Gesamtzahl der HIV-Infizierten in Deutschland ganz schön groß. Und trotzdem verdrängen viele nach wie vor das Risiko. Sie *wollen* es einfach nicht wahrhaben.

Dabei ist es nicht nur die Angst vor der Infektion, sondern vielmehr vor der Tatsache, dass auch sie betroffen sein könnten. HIV ist längst nicht mehr die »Krankheit der anderen«, sondern kann auch jene mit einem sauber gefegten Bürgersteig, frisch gewaschenem Auto, adrett gekleideten Kindern und einem nach außen hin untadeligen Lebenswandel treffen. Es ist die Genügsamkeit mit dem eigenen Halbwissen, das jahrelang mit Desinteresse gepflegt wurde und jetzt zu hektischen Reaktionen führt. Denn immer mehr Heterosexuelle geraten nach sexuellen Erlebnissen in Panik, sie könnten sich mit »irgendetwas« infiziert haben und konsultieren Internet-Foren, anstatt kompetente Information einzuholen. Dabei bedeutet »irgendetwas« für sie fast immer HIV – als gäbe es keine anderen Geschlechtskrankheiten.

Die Angst kommt wie ein Kater nach durchzechter Nacht: *Nach* dem Seitensprung, *nach* dem Bordellbesuch oder *nach* dem alkoholbeeinflussten Quickie auf der Party sind sich die nach eigener Meinung ja eigentlich gar nicht Betroffenen plötzlich einer Gefahr bewusst, von der sie sich kurz zuvor noch überheblich distanziert haben. Und in der Frage »Habe ich mich infiziert?« schwingt immer die Angst vor dem Entdecktwerden mit; entdeckt von Partner oder Partnerin, den Nachbarn oder Kollegen. Formulierungen wie: »Ich war neulich *leider* bei einer Prostituierten«, »*Scheiß* Alkohol«, »Das mache ich *nie* wieder« oder – wenn sie erlöst von einem negativen Testergebnis berichten: »Das wird mir eine *Lehre* sein« belegen das schlechte Gewissen, das durch offizielle Institutionen noch angeheizt wird. Solange sich der katholische Kardinal Meißner in einer TV-Talkshow des Jahres 2008 immer noch erdreistet, AIDS als »Strafe Gottes« zu brandmarken und Fürstin Gloria von Thurn und Taxis souffliert: »Was AIDS verhindert, ist, wenn man weniger schnackselt«, darf man sich nicht wundern, wenn sich die heterosexuelle Mehrheit nicht mit Risiken und Nebenwirkungen der Infektion auseinandersetzt und ein unglaubliches Unwissen an den Tag legt:

»Kann ich mich beim Küssen anstecken?« – »Kann ich mich infizieren, wenn ich mit einem Positiven eine Zigarette teile?« – »Ich habe mir an einer Katalogseite den Finger aufgeschnitten. Kann ich mich anstecken, wenn vorher einem Positiven das gleiche passiert ist?« – »Kann ich mich an einem blutbefleckten Karton infizieren?« – »Ich habe mit jemandem aus einem Glas getrunken, der vielleicht positiv ist. Bin ich's jetzt auch?«

Das Virus ist nicht wählerisch; ihm ist es egal, ob es sein Unwesen im Körper einer Frau oder eines Mannes, eines hetero-, bi- oder homosexuellen Menschen treibt. Deshalb erinnern mich solche Fragen, die im Normalfall – solange nicht eine deutlich sichtbare Menge frischen Blutes im Spiel war – mit »Nein« beantwortet werden können, an Briefe an *Dr. Sommer* von der *BRAVO*, in denen Teenager in den siebziger Jahren die bange Frage stellten, ob sie durch einen Kuss schwanger geworden sein könnten. Damals haben wir ach so aufgeklärten Menschen darüber gelacht; heute bleibt mir das Lachen im Halse stecken. Hat sich in den letzten vier Jahrzehnten denn wirklich so wenig verändert?

Man kann hoffentlich davon ausgehen, dass selbst auf dem Land nur noch eine Minderheit der Überzeugung ist, ein schwuler Lehrer, Trainer oder Pfarrer könne negative Auswirkungen auf die sexuelle Entwicklung der Jugend haben, bei HIV-positiven Menschen sieht das jedoch anders aus. Unabhängig davon, wie es zu der Infektion gekommen ist, werden sie aus Angst vor Ansteckung aus der Gemeinschaft ausgeschlossen. Sogar Kinder, die sich im Mutterleib infiziert haben, werden stigmatisiert, obwohl sie sicherlich am wenigsten für ihre Situation können.

Um es deutlich zu sagen: HIV wird nicht durch Händedruck, Umarmen, Streicheln, Anhusten oder -niesen übertragen. Weder die gemeinsame Benutzung von Toilette, Bad oder Sauna noch das Zusammenarbeiten und -wohnen oder die Pflege und Betreuung positiver Menschen sind ansteckend. Dagegen werden HI-Viren weitaus öfter durch Unkenntnis, Gedankenlosigkeit und Borniertheit verbreitet.

»Unwissenheit schützt vor Strafe nicht«, sagt ein Sprichwort. Und erst recht nicht vor Infektionen, möchte ich ergänzen. Ein bisschen Information, bei Ärzten, den AIDS-Hilfen, der Bundeszentrale für gesundheitliche Aufklärung, dem Gesundheitsamt oder im Internet zum Beispiel unter www.gib-aids-keine-chance.de – um nur einige zu nennen – schafft Klarheit, schützt vor der Infektion und vor Vorurteilen. Vorausgesetzt, man informiert sich rechtzeitig. Vorher. Gesundheit ist ein hohes Gut, das man nicht leichtfertig aufs Spiel setzen sollte.

Auch, wenn man *eigentlich* nicht betroffen ist.

Schuld sind immer die anderen

Schon bald, nachdem ich das Testergebnis erhalten hatte, begann ich zu überlegen, bei welcher Gelegenheit ich mich wohl infiziert hatte. Es ging mir dabei nicht um Schuldzuweisung oder gar Rache. Ganz offensichtlich hatte ich meine eigenen *Safer Sex*-Regeln gebrochen, insofern hätte ich, wenn überhaupt, mir selbst Vorwürfe machen müssen. Aber wozu? Die Diagnose »positiv« stand unverrückbar im Raum und war auch mit der größten Selbstkasteiung nicht mehr aus der Welt zu schaffen. Mich interessierte eigentlich nur, *wann* ich mich infiziert hatte. Mit hoher Wahrscheinlichkeit musste es in Köln passiert sein, kurz bevor ich 1992 nach Berlin zog. An Namen erinnere ich mich zwar nicht mehr, aber ich weiß noch, dass viel Kölsch im Spiel war und wir eine Menge Spaß hatten. Ob der Spaß es wirklich wert war, steht heute natürlich auf einem anderen Blatt.

»Schuld« ist ein großes Wort, für mich immer verbunden mit einem ausgestreckten Zeigefinger und einem ganz lauten »Der war's!«, was genau betrachtet nicht anderes heißt als »Ich war's nicht.« Der Versuch der Reinwaschung funktioniert aber nur selten. Denn wenn es um die Ansteckung mit einer sexuell übertragbaren Krankheit geht, sind alle Beteiligten aufgefordert, für ihren und den Schutz der oder des anderen zu sorgen. Gerade deshalb schockierte mich die Meldung, dass kürzlich eine angeblich HIV-infizierte Sängerin von einem Mann, mit dem sie vor etlichen Jahren ein Verhältnis hatte, wegen Körperverletzung angezeigt wurde. Die Boulevardpresse stürzte sich mit Begeisterung auf diesen »Skandal« und veröffentlichte Schlagzeilen wie »Popstar wegen Körperverletzung verhaftet«. In der Tat hatten Zivilbeamte die Sängerin bei einem Konzert in einer Frankfurter Discothek abgepasst und in Gewahrsam genommen, weil sie in ihrer Wohnung nicht angetroffen werden konnte. Kein Wunder: Einige Tage, bevor die Anzeige erstattet wurde, war sie zu Musik- und Videoaufnahmen nach Los Angeles abgereist. Ob sie wegen der Anzeige verhaftet wurde oder weil sie nicht anzutreffen war, ist nicht bekannt. Das schien aber auch niemanden zu interessieren.

Auch steht nicht fest, ob sich der Tatvorwurf der Körperverletzung erhärten lässt. Die Staatsanwaltschaft ist zwar verpflichtet, jeder Anzeige nachzugehen und den Sachverhalt auf strafrechtliche Relevanz zu prüfen. Erst aus dem Ergebnis dieser Prüfung folgt, ob überhaupt Anklage erhoben wird. Außerdem steht die Frage im Raum, ob es sich tatsächlich um Körperverletzung handelt. Zwar hat der Bundesgerichtshof am 4. November 1988 entschieden, dass unter bestimmten Voraussetzungen der Straftatbestand des § 223a StGB erfüllt ist, beschränkt sich in seinem Leitsatz zum Urteil allerdings auf die »kann«-Formulierung: »Ein HIV-Infizierter, der in Kenntnis seiner Ansteckung mit einem anderen ohne Schutzmittel Sexualverkehr ausübt, kann wegen gefährlicher Körperverletzung strafbar sein. Ist eine Übertragung des AIDS-Erregers nicht feststellbar, kommt Strafbarkeit wegen Versuchs in Betracht.« Zu den Voraussetzungen gehört aber auch der Vorsatz, der erst einmal nachgewiesen werden muss. Einen Lapsus muss man der Staatsanwaltschaft allerdings zum Vorwurf machen. In der Pressemitteilung zur Verhaftung der Sängerin hätte die HIV-Infektion, die bis dahin offiziell noch nicht bekannt war, nicht genannt werden müssen.

Die verkürzte Darstellung der Presse über Ursachen und Gründe der Verhaftung und die daraus resultierende Vorverurteilung erinnern fatal an Heinrich Bölls Erzählung »Die verlorene Ehre der Katharina Blum« aus dem Jahre 1974, in der eine bislang unbescholtene Frau zum Spielball der Boulevardpresse wird. Fünfunddreißig Jahre später sind die Mechanismen immer noch dieselben. Die Gleichung lautet in diesem Fall: »HIV + Prominenz = Skandal«.

Trotzdem hatte, auch wenn es ein wenig zynisch klingen mag, der Fall auch seine »gute« Seite: Die immer noch existente Bedrohung durch HIV und AIDS war zumindest für kurze Zeit auf den Titelseiten der Boulevardpresse. Auch andere Medien nutzten den Bekanntheitsgrad der Sängerin, um nach langer Zeit wieder einmal über HIV zu berichten. Leider wurde der eigentlich wichtige Teil der Meldung aber vom Skandal verdeckt: Auch heterosexuelle Männer und

Frauen sind von HIV betroffen, die Krankheit ist eben nicht nur auf Schwule beschränkt. Ebenso wurde es versäumt, das Verhalten des betroffenen Mannes zu hinterfragen. Jahre, nachdem das Verhältnis beendet ist, stellt er eine HIV-Infektion fest. War dies sein erster Test? War er zu Beginn der Beziehung negativ? Hat er nach der Beziehung keusch gelebt, und wenn nicht – war die Sängerin die einzige Bettgenossin, die das Virus in sich trug? Warum benutzte er beim Sex kein Kondom? Ist in einer heterosexuellen Beziehung die Frau allein für Verhütung und Schutz zuständig, obwohl ja beide am Sex Spaß haben wollen? Irgendwann ist der Spaß nämlich vorbei, aber die Fragen bleiben.

Die zitierte Entscheidung des Bundesgerichtshofes entbindet niemanden von der Verantwortung, sich selbst und andere zu schützen – nicht den positiven, aber auch nicht den HIV-negativen Menschen. Dazu braucht es eigentlich keinen Gerichtsentscheid. Dazu sollte schon der angeblich gesunde Menschenverstand genügen.

Lust auf Leben

Nur wegen ein paar Erregern im Blut ändert sich nicht gleich das ganze Leben. Gut – man hört plötzlich mehr in sich hinein und überlegt bei jedem Schnupfen, bei jedem Pickel und bei jedem plötzlich auftretenden Schmerz, ob es vielleicht eine Verbindung zur Infektion gibt. Dazu schwirren viele Begriffe durch den Kopf, die Unsicherheit und Ängste erzeugen. Da geht es um »opportunistische Infektionen«, den »Zusammenbruch des Immunsystems« oder den endgültigen »Ausbruch von AIDS«.

Der Begriff »opportunistische Infektion« ist relativ unbekannt; erst bei einem geschwächten Immunsystem rückt er ins Rampenlicht. Durch Viren, Bakterien, Parasiten oder Pilze hervorgerufene Krankheiten wie Lungenentzündung oder Toxoplasmose, die bei einem gesunden Menschen vergleichsweise wenig Schaden anrichten, können bei Patienten mit geschwächtem Immunsystem lebensbedrohlich sein. Das Auftreten einer opportunistischen Infektion ist ein Anzeichen für den Zusammenbruch des Immunsystems, das den Infekt nicht mehr abwehren kann. Damit wandelt sich der Status von »HIV-positiv« zu »AIDS«. Noch 1994, als ich mein Testergebnis erhielt, war dieser Weg vorgezeichnet. Die Prophezeiung, ich würde fünfzehn Jahre später immer noch ein so gut wie gesundes und beschwerdefreies Leben führen, wäre ins Reich der Phantasie und

Realitätsverweigerung verbannt worden. Schon der Gedanke daran war zu der Zeit komplett abwegig.

Zum Glück hat sich das geändert. Natürlich haben opportunistische Erkrankungen auch heute noch nichts von ihrer Gefahr verloren; aber dank moderner Therapiemöglichkeiten kann das Immunsystem so stabilisiert werden, dass diese Infektionen immer seltener auftreten. Entsprechend ist die Lebenserwartung gestiegen; heute liegt sie dank der Medikamente weit jenseits zweier Dekaden, und es wird hoffentlich nicht mehr lange dauern, bis das Leben mit und ohne HIV gleich lange dauert.

A propos Lebenserwartung: Schon in den achtziger Jahren hatte ich mir scherzhaft darüber Gedanken gemacht. Als das Gerücht aufkam, der exzentrische, nur ein Jahr ältere Popstar Michael Jackson habe sich ein Sauerstoffzelt gekauft, um den Alterungsprozess zu verzögern, beschloss ich, den Gegenbeweis anzutreten. Auch ohne Hilfsmittel wollte ich 150 Jahre alt werden. Später, mit Rücksicht auf das Virus, reduzierte ich mein Ziel auf 120 Jahre. Nun ist der »King of Pop« mit gerade mal 50 Jahren gestorben.

Bereits 1994 – noch ungeübt im Umgang mit der Infektion – unterlief mir ein grober Fehler. Im vorsichtigen Bestreben, mein eher rudimentäres Wissen über HIV zu vermehren, ging ich mit einem Freund ins Kino, um »And the Band Played On« (»Und das Leben geht weiter«) zu se-

hen, einen amerikanischen Film aus dem Jahr 1993. Ge-
stützt auf tatsächliche Begebenheiten erzählt der mehrfach
ausgezeichnete Streifen die Geschichte von HIV und AIDS
vom ersten Auftreten in den frühen achtziger Jahren an; er
beschreibt die Hilflosigkeit der Ärzte, den Wettlauf der Wissenschaftler um die Erforschung und Behandlung der
Krankheit sowie das Leiden der Erkrankten. So informativ
die Darstellung auch war – es war viel zu früh, mich derart
intensiv mit diesem Thema auseinandersetzen zu wollen.
Schließlich hatte ich zu dieser Zeit keine kompetente Be-
gleitung und stand alleine auf unbekannten Terrain.

Was lernte ich daraus? Nichts. Einige Monate später sah
ich mir mit einem Freund »Philadelphia« an, den ersten
kommerziellen Hollywood-Streifen, in dem AIDS themati-
siert wird. Mittlerweile war ich zwar schon vertrauter mit
dem Thema, aber psychisch immer noch nicht gefestigt.
Diesmal aber beschäftigte mich nicht mehr die Konfrontation mit dem unausweichlichen Tod, sondern die Art und
Weise des Sterbens. Ich wollte nicht so elend *verrecken*, wie
Tom Hanks es darstellte. So selektiv kann übrigens Wahr-
nehmung sein: Die Krankheit selbst ist eigentlich nur Teil
der Nebenhandlung, der Hauptstrang des Films dreht sich
um die Diskriminierung des an AIDS Erkrankten und seine
Anstrengungen, sich zu rehabilitieren. Diese Geschichte
nimmt ein gutes Ende, weil der Protagonist zum Schluss
Recht bekommt. Die mich besonders interessierende Ne-

benhandlung dagegen hat kein Happy-End: Andrew Beckett (Tom Hanks) stirbt. Und wieder einmal wurde deutlich: HIV ist nicht heilbar – die Infektion führt unweigerlich zum Tod. Das waren damals fürwahr keine schönen Aussichten.

Es dauerte ungefähr ein weiteres Jahr, bis ich die Infektion angenommen und verinnerlicht hatte. Es war ein Jahr voller Unsicherheiten. Ich hatte weder eine Ahnung davon, wie sich die Krankheit auf meine soziale und berufliche Zukunft auswirken würde, noch war in irgendeiner Weise klar, wie es gesundheitlich weiterginge. Es war andererseits aber auch ein Jahr des Aufbruchs. Ich versuchte, jedes mit der Zukunft verbundene Fragezeichen mit einem von Optimismus geprägten Ausrufezeichen zu beantworten. Und ich lenkte mich ab – mit Arbeit und mit Ausgehen. Rückblickend gehören die Jahre 1994 und 1995 trotz des seelischen Durcheinanders zu den spannendsten Jahren meiner Selbständigkeit, denn die Bandbreite meiner Projekte reichte von organisatorischen Aufgaben bis zur Entwicklung von Marken- und Produktkonzepten für Parfüm und Pflegeserien. Außerdem lernte ich in diesen Jahren viele Menschen kennen, von denen einige auch heute noch gute Freunde sind. Das war Balsam für die Seele; die vielen kleinen schönen Momente stärkten das Selbstbewusstsein, und die beruflichen Erfolge zeigten mir, dass ich auch mit HIV erfolgreich sein konnte. Nach außen hin klammerte ich das Thema zwar immer noch aus; innen jedoch rumorte es heftig. Selbst die beste Ablenkung konnte nicht darüber hinwegtäuschen, dass ich die für mich nicht greifbare Krankheit noch nicht verarbeitet hatte. Einerseits wollte ich schimpfen, Dampf ablassen, mich aufregen, einfach reden – andererseits scheute ich mich, genau das zu tun.

Freunde, die ich ins Vertrauen zog, waren ebenso ratlos wie ich. Den Vorschlag, professionelle Hilfe zu suchen, lehnte ich kategorisch ab. Nicht, weil ich Psychologen nicht traute, sondern weil ich es gewohnt war, meine Probleme selbst zu lösen. Ich hatte als Jüngstes von sechs Geschwistern gelernt, mich durchzusetzen – natürlich immer mit dem Bonus des »Nesthäkchens«. So hatte ich auch beruflich einen anderen Weg eingeschlagen und Werbung und Marketing statt Musik studiert. Mein Vater hätte es zwar gerne gesehen, wenn auch ich die musikalische Tradition der Familie fortgesetzt hätte, aber meine Mutter war ganz glücklich darüber, dass sie wenigstens über ein Kind etwas anderes erzählen konnte.

Zuweilen wurde mir der Versuch, mit meiner Situation alleine fertig werden zu wollen, als Schwäche ausgelegt. »Du willst dir nicht helfen lassen«, hörte ich dann – und nach außen sah es vielleicht auch so aus, dass ich mich anderen gegenüber nicht öffnen konnte oder wollte. Tatsächlich aber befürchtete ich, mit zuviel Wissen über HIV und AIDS konfrontiert zu werden. Bislang hatte ich mich nur selektiv informiert. Hätte ich gewollt, wäre es kein Problem gewesen, eine Menge an Kenntnissen zusammenzutragen. Aber manchmal hat ein *Zuviel* an Fakten den Ruch des Endgültigen, des Unumkehrbaren, eben des Irreversiblen. Was 1994/95 bekannt war, verhieß nichts wirklich Gutes. Und nach den Erfahrungen mit den beiden Filmen wollte ich mich dem nicht schon wieder aussetzen. Also versuchte ich, den Weg andersherum zu beschreiten.

Nichts Genaues zu wissen heißt, sogar die irrationalsten Hoffnungen hegen zu dürfen. Meine Hoffnung war, durch positives Denken Einfluss auf den Verlauf der Infektion nehmen zu können. Ich hatte keine Lust, mich von dem blöden Virus unterkriegen zu lassen. Ein Zitat des Kabarettisten Werner Finck, das ich zufällig fand, kam mir zu Hilfe: »Wer lachen kann, dort wo er hätte heulen können, bekommt wieder Lust zum Leben.« Diese Lust war wieder erwacht. Ich nahm den Kampf an – Erreger gegen unbeirrbare Lebensfreude. Auch wenn die Waffen ungleich verteilt schienen, die Unsicherheit hatte ein Ende.

Mit der inneren Akzeptanz der Infektion als etwas »Normales« begann ich, meine Situation aus den unterschiedlichsten Blickwinkeln zu betrachten. Ich hatte etwa achtzehn Monate gebraucht, um mit der einschneidenden Diagnose fertig zu werden. Das war eigentlich recht schnell. Sie hatte mich zwar schockiert, mich aber nicht in meinen Grundfesten erschüttert. Da konnte ich in den vergangenen fünfzehn Jahren ganz andere Beispiele erleben: Jüngere, die sich nach dem Erhalt ihres Testergebnisses in »Sex, Drugs and Rock'n'Roll« flüchteten, weil ihnen die Zukunftsperspektiven abhanden gekommen waren und Altersgenossen, die mit dem Leben haderten und selbst guten Freunden gegenüber zynisch und böse wurden, weil sie neben den Vorboten der »midlife-crisis« nun auch noch mit der Infektion zu kämpfen hatten.

Rückblickend kann ich sagen, dass trotz der Gewissheit, positiv zu sein, das Leben weitergeht. Auch wenn die erste Zeit von Ängsten, Unsicherheit und Lethargie geprägt war, wurde mir bald klar, dass dies alles Faktoren sind, die nicht von außen diktiert werden, sondern von innen heraus kommen und damit beeinflussbar sind. Nutzt man die positiven psychosomatischen Möglichkeiten – schon im Alten Testament (Sprüche 17,22) heißt es »Ein fröhlich Herz bringt gute Besserung« – kann die Seele viel dazu beitragen, das Immunsystem zu stärken.

Trotzdem – auch der größte Optimismus und die positivste Lebenseinstellung sind kein Garant dafür, dass die Viren in Schach gehalten werden. Irgendwann wird die Therapie unausweichlich. Das ist der Tag, an dem sich tatsächlich vieles im Leben ändert. Nun ist die Infektion auch nach außen hin sichtbar: Durch ein mehr oder weniger umfangreiches Konvolut an Medikamenten, das ab sofort bis an das Lebensende ständiger Begleiter sein wird. Auch wenn sich dank der Fortschritte in Wissenschaft und Forschung die Wirksamkeit der Medikation deutlich verbessert hat und die Nebenwirkungen erheblich reduziert wurden, bleibt es dabei: Ohne Pillen geht's nicht mehr.

Die Veränderung ist bereits im Tagesablauf zu bemerken: Die Routine der Tabletteneinnahme muss integriert werden, in meinem Falle morgens und abends, möglichst zu den gleichen Zeiten. Auch wenn mir bewusst ist, dass die Medikamente derzeit die einzige Garantie für ein möglichst langes und möglichst gesundes Leben sind, fiel es mir in den fast zehn Jahren Therapie nicht immer einfach, daran zu denken. Manchmal glaubte ich sogar, die Medizin überlisten zu können: Mein fester Glauben an die Selbstheilungskräfte durch positives Denken führte hin und wieder dazu, dass ich mich so »gesund« fühlte, die Therapie eigenmächtig zu unterbrechen. Ein weiterer, wenn auch wesentlich profanerer Grund hierfür waren die Nebenwirkungen. Von Anfang an wusste ich, dass sich der Stoffwechsel verändern würde und damit auch die Verdauung. Und dass sich mit dem Tablettenkonsum auch Magenprobleme einstellen konnten. Bei manchen Präparaten waren die Nebenwirkungen aber viel stärker als gedacht; also setzte ich sie ohne Rücksprache ab. Natürlich wurde ich bei der darauf folgenden Blutuntersuchung unweigerlich eines Besseren belehrt: Die Werte hatten sich zum Teil drastisch verschlechtert. Und das war nicht die einzige schlechte Nachricht: Mit jedem Aussetzen der Therapie riskierte ich, Resistenzen gegen die verordneten Medikamente zu entwickeln. Das hätte im schlimmsten Fall bedeutet, dass sie für meine Therapie nicht mehr zur Verfügung gestanden hätten, weil sie nichts mehr gegen das Virus ausrichten konnten. Noch vor zehn Jahren wäre diese Eigenwilligkeit wohl einem Selbstmord auf Raten gleichgekommen, denn damals standen nur wenige Medikamente zur Verfügung. Trotzdem bedurfte es noch eines deutlichen »Tritts in den Allerwertesten«: Seitdem ich wegen einer durch Infektion mit Legionellen verursachten Lungenentzündung im Krankenhaus war, habe ich begriffen, dass die Gefahr von allen Seiten kommen kann. Weil nur ein möglichst intaktes Immunsystem im Stande ist, die Bedrohungen abzuwehren, ist die regelmässige Einnahme der Medikamente zwingend notwendig.

Mit der Therapie gehen weitere Nebenwirkungen einher, mit denen man zu leben lernen muss. Ich schlafe schlecht und fühle mich tagsüber müde und zerschlagen. Ich brauche morgens länger, bis ich in Gang komme und benötige mittags eine kleine Ruhepause. Da ich selbständig bin und zu Hause arbeite, lässt sich das problemlos in meinen Tagesablauf integrieren. Und ich vertrage weniger Alkohol. Solange sich die Auswirkungen in diesem überschaubaren Umfang halten, bin ich zufrieden. Es könnte schlimmer sein. Auch sollten mögliche Wechselwirkungen beachtet werden. Manche HIV-Medikamente sind nicht mit anderen

Arzneimitteln kompatibel. Entweder heben diese die Wirkung des HIV-Präparates faktisch auf oder sie verstärken sie derart, dass eine Überdosierung der Wirkstoffe auftritt, die toxisch wirken kann. Dies gilt für synthetische Pharmazeutika ebenso wie für natürliche Heilmittel. Ein Beispiel dafür ist Johanniskraut, das häufig gegen leichte bis mittlere Depressionen eingesetzt wird; bei HIV-Patienten nicht ungewöhnlich. Die Gefahr von Wechselwirkungen ist aber nicht auf Arzneimittel beschränkt: Sogar Grapefruitsaft kann zu Interaktionen mit der HIV-Therapie führen. Selbst wer nur ungerne Beipackzettel liest, sollte wenigstens diesen Teil aufmerksam studieren.

Nach fünfzehn Jahren ist HIV zum Alltag geworden. Die anfängliche Aufgeregtheit ist vorbei; der Umgang mit der Infektion gelassener. Da ich offen mit dem Thema umgehe, werde ich gelegentlich von Freunden oder Bekannten danach befragt; nicht selten, nachdem ein entsprechendes Testergebnis vorliegt. Ich verstehe die damit verbundenen Ängste und bangen Stunden. Auch wenn es im ersten Moment nicht helfen mag, so stimmt es doch: HIV ist kein Todesurteil mehr, und die Lebensqualität verschlechtert sich dadurch nicht zwangsläufig. Ganz im Gegenteil: Ich lebe heute bewusster als früher. Auch bin ich sicherlich erwachsener geworden, aber deshalb nicht unbedingt ernster; meinen Humor lasse ich mir auch von einem Virus nicht nehmen. Trotzdem verschließe ich nicht die Augen vor der Realität; meine Gedanken kreisen wesentlich stärker um meine Existenz, als es früher der Fall war. Dank einer positiven Lebenseinstellung mache ich mir aber keine Sorgen um die Zukunft. Denn die Notwendigkeit, sich mit der Diagnose »HIV-positiv« abfinden zu müssen, hat mir die Chance geboten, mich neu zu entdecken und mir den Weg in eine in jeder Bedeutung positive Zukunft gewiesen. Dies ist natürlich kein Plädoyer *für* die Infektion, ganz im Gegenteil: Ich wünsche allen Menschen, dass sie ihre Sexualität in vollen Zügen genießen können und dabei negativ bleiben. Aber man kann auch Spaß am Leben haben, wenn man positiv ist. Nicht mehr und nicht weniger will ich mit diesem Buch aussagen.

Und das ist doch wirklich mal was Positives.

Wenn Sie mir Ihren Kommentar oder Ihre Gedanken mitteilen möchten, nutzen Sie das Gästebuch auf der Website **www.endlich-mal-was-positives.de.**

Danke

Dieses Buch wäre nicht möglich gewesen ohne die Unterstützung vieler Menschen, denen ich in alphabetischer Reihenfolge herzlich danken möchte: Ruth Bader, Maryanne Becker, Katrin Bitterberg, Birgit Fabich, Ursula Ihle, Robert Kliem, Gaby Knecht, Amalia Koslowski, Ivanka Krznaric, Christoph Mayr, Arend Moll, Wolfgang Müller, Cornelia Oehlert, Heinz Pahlke und Barbara Schilling, die mich unterstützt und mir geholfen haben, meine Gedanken zu sortieren und verständlich zu halten; Andreas Schultz für den Anstoß zu diesem Buch und das Vorwort; Géza G. Schenk für die inhaltliche Auseinandersetzung und die Ideen zur Covergestaltung; Wolf Borchers und Hanno Dreger für das Lektorat. Und *last, but certainly not least* Peter, Carmen, Martin, Trish und Sibylle für alles.

Einige Begriffserklärungen

AIDS (Acquired Immunodeficiency Syndrome):
Erworbener Immundefekt. Die Abwehrfähigkeit des Körpers ist gegenüber sämtlichen Krankheitserregern vermindert. Erst, wenn das Immunsystem zusammengebrochen ist, spricht man von AIDS.

Antiretrovirale Therapie (ART):
Ziel der ART ist die Senkung der Viruslast unter die Nachweisgrenze und der Erhalt bzw. die Steigerung der CD4-Zellzahlen. Antiretrovirale Medikamente sind Arzneimittel, die die Vermehrung von Retroviren durch unterschiedliche Wirkmechanismen hemmen.

CD4-Zellen (auch CD4-Lymphozyten oder Helferzellen):
Zellen, die zum Immunsystem gehören und an der Abwehr des Körpers gegen Erreger wie Bakterien, Viren, Krebszellen beteiligt sind. Je geringer die Anzahl der CD4-Zellen, desto schwächer wird der Körper im Kampf gegen Eindringlinge. Dadurch wird das Risiko für gefährliche Infektionen oder bösartige Tumore erhöht.

Compliance:
Bereitschaft des Patienten zur Mitarbeit bei der Therapie.

HAART (highly active antiretroviral therapy):
Hochwirksame antiretrovirale Therapie. Die Bezeichnung für unterschiedliche antiretrovirale Kombinationstherapien.

Hepatitis:
Leberentzündung, die in verschiedene Varianten eingeteilt wird (A-E und G). Sexuell übertragbar sind insbesondere Hepatitis B und C.

HIV (Human Immunodeficiency Virus):
Menschliches Immundefekt-Virus. Unterschieden wird u.a. zwischen zwei verschiedenen Virustypen, vor denen man sich aber mit den gleichen bekannten Maßnahmen (Safer Sex) schützen kann.

HIV-(Antikörper)-Test:
Durch eine Blutuntersuchung kann nachgewiesen werden, ob sich Antikörper gegen HIV im Blut befinden (dann Status HIV-positiv). Dies ist etwa 4-12 Wochen nach einer Infektion mit HIV der Fall.

Opportunistische Infektionen:
Bei immungeschwächten Patienten durch Bakterien, Pilze oder Viren auftretende Infektionen. Eine der häufigsten Ausprägungen ist die PcP (Pneumocystis carinii), eine schwere Form der Lungenentzündung.

Retroviren:
Viren, die bei Mensch oder Tier zu Erkrankungen führen können, z.b. das HI-Virus.

T-Lymphozyten (T-Zellen):
Weiße Blutkörperchen, die körperfremde Stoffe identifizieren und eine Bildung von Antikörpern anregen können.

Toxoplasmose:
Erreger, der u.a. zu einer Gehirnentzündung (Enzephalitis) führen kann.

Tröpfcheninfektion:
Übertragung von Krankheitserregern durch z.B. Husten oder Niesen. HIV wird <u>nicht</u> durch Tröpfcheninfektion übertragen.

Viruslast:
Anzahl der Menge von HI-Viren im Blut. Die Messung der CD4-Zellzahl und der Viruslast dient zur Verlaufskontrolle einer HIV-Erkrankung. Je höher die Viruslast (d.h. je mehr Viren nachweisbar sind), desto größer das Risiko einer fortschreitenden Erkrankung.

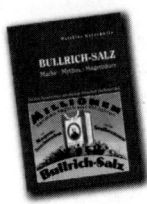
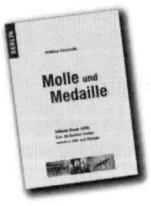
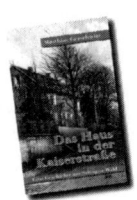